AF567899

Haltbarkeit der Ausgangsstoffe und Rezepturarzneimittel in der Apotheke

3., überarbeitete Auflage

Karsten Albert
Holger Reimann

Haltbarkeit der Ausgangsstoffe und Rezepturarzneimittel in der Apotheke

3., überarbeitete Auflage

Karsten Albert
Holger Reimann

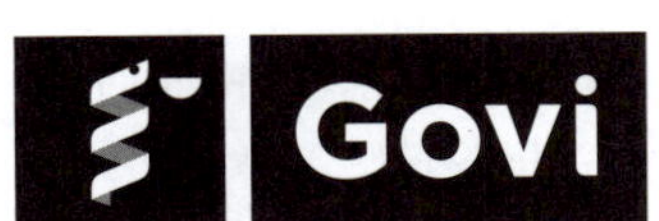

3. überarbeitete Auflage 2018

ISBN: 978-3-7741-1374-9 (eBook: ISBN 978-3-7741-1375-6)

© 2005 Govi (Imprint) in der Avoxa – Mediengruppe Deutscher Apotheker GmbH,
Apothekerhaus Eschborn, Carl-Mannich-Straße 26, 65760 Eschborn
avoxa.de; govi.de

Alle Rechte vorbehalten.
Kein Teil des Werkes darf in irgendeiner Form (durch Fotografie, Mikrofilm oder ein anderes Verfahren) ohne schriftliche Genehmigung des Verlages reproduziert oder unter Verwendung elektronischer Systeme verarbeitet, vervielfältigt oder verbreitet werden. Geschützte Warennamen (Warenzeichen) werden nicht besonders kenntlich gemacht. Aus dem Fehlen eines solchen Hinweises kann also nicht geschlossen werden, dass es sich um einen freien Warennamen handelt.

Titelbild: monropic-Fotolia.com
Satz: Fotosatz H. Buck, Kumhausen
Druck: Bosch-Druck GmbH, Ergolding
Printed in Germany

Bibliografische Informationen der Deutschen Nationalbibliothek
Die Deutsche Nationalbibliothek verzeichnet diese Publikation in der Deutschen Nationalbibliografie; detaillierte bibliografische Angaben sind im Internet unter http://dnb.d-nb.de abrufbar.

Wichtiger Hinweis Die Tabellen sollen Anhaltspunkte für die Ermittlung der Haltbarkeit in der Apotheke vorrätig gehaltener Ausgangsstoffe sowie hergestellter Rezepturarzneimittel geben. Sie können keinesfalls die für Apotheken relevante Fachliteratur zu spezifischen Fragen ersetzen. Die Angaben orientieren sich an Literatur, Erfahrungswerten und Experimentaldaten. Bei der Erarbeitung wurde mit größter Sorgfalt vorgegangen, trotzdem können Fehler nicht mit letzter Sicherheit ausgeschlossen werden. Eine Gewährleistung gegenüber dem Benutzer ist daher ausgeschlossen. Auch vor dem Hintergrund des sich verändernden Standes der wissenschaftlichen Erkenntnisse wird auf die jeweilige Verantwortung der Angehörigen der Heilberufe beim Umgang mit den Tabellen besonders hingewiesen. Die überwiegende Verwendung der männlichen Form (z. B. Apotheker) geschieht ausschließlich aus Gründen der besseren Lesbarkeit und stellt keine Diskriminierung dar.

Vorwort zur 3. Auflage

In der Apothekenpraxis stellen sich täglich Fragen nach der Haltbarkeit der Ausgangsstoffe und daraus hergestellter Rezepturarzneimittel.

Basierend auf der Erstauflage von 2005 haben wir vor vier Jahren in der neu bearbeiteten 2. Auflage die Verwendbarkeitsfristen von mehr als 2.100 Ausgangsstoffen zusammengetragen. Diese Datensammlung wurde ergänzt durch umfangreiche Tabellen zur Haltbarkeit aller offizinellen Dermatika-Grundlagen, weiterer Arzneiträger sowie von Rezepturkonzentraten. Außerdem wurden Richtwerte zur Aufbrauchfrist von Rezepturarzneimitteln vorgeschlagen und ausführliche Angaben zur Stabilität der im Deutschen Arzneimittel-Codex/Neues Rezeptur-Formularium (DAC/NRF) monographierten Rezepturarzneimittel gemacht.

Dieses Grundkonzept haben wir für die überarbeitete 3. Auflage beibehalten. Die Revision betraf in erster Linie die Angleichung des Textes an die zwischenzeitlich in Kraft getretenen Neuregelungen des Arzneibuches und des DAC/NRF. Außerdem wurden die Tabellen zur Haltbarkeit bei einigen Stoffen aufgrund neuerer Erkenntnisse korrigiert und durch weitere Einträge ergänzt.

Unser Dank gilt allen, die an der Überarbeitung des Buches mitgewirkt haben. Wie schon in der Vergangenheit, sind wir auch jetzt angesichts der zahlreich enthaltenen Daten für jeden Hinweis auf Unstimmigkeiten und für Verbesserungsvorschläge dankbar.

Eschborn, im September 2017

Karsten Albert
Holger Reimann

Inhalt

1 Einführung

Ausgangsstoffe und daraus hergestellte Arzneimittel sind stabil, wenn sich die qualitätsbestimmenden Eigenschaften innerhalb eines angemessenen Zeitraums bei vorschriftsgemäßer Lagerung nicht oder nur in zulässigem Ausmaß ändern. Eventuelle Qualitätsverluste müssen aus toxikologischer, therapeutischer und pharmazeutischer Sicht vertretbar sein. Sie dürfen die Wirksamkeit, Unbedenklichkeit und Qualität der Arzneimittel während der Anwendungsdauer nicht beeinträchtigen.

Die Haltbarkeit der Arzneimittel und der zu ihrer Herstellung verwendeten Ausgangsstoffe muss differenziert beurteilt werden. In Abhängigkeit von der Art der zu bewertenden Stoffe oder Arzneimittel erfordern Haltbarkeitsbetrachtungen klare Definitionen, die in einem Glossar am Ende des einführenden Textes enthalten sind (siehe S. 121–124). Diese Zusammenstellung erleichtert den Einstieg in die Systematik und macht Begriffsbestimmungen im Text entbehrlich.

2 Verwendbarkeitsfristen der Ausgangsstoffe

In der Apotheke werden sehr unterschiedliche Ausgangsstoffe als Rezeptur- und Defekturbestandteile zu Arzneimitteln verarbeitet. Hier sind unter anderem zu nennen:

- Substanzen zur pharmazeutischen Verwendung,
- pflanzliche Drogen, einschließlich der Stärke-Arten,
- Zubereitungen aus pflanzlichen Drogen, einschließlich der ätherischen Öle und Extrakte,
- pflanzliche und tierische fette Öle,
- Arzneimittel.

Arzneimittel sind untypische Ausgangsstoffe, da sie nur ausnahmsweise nochmals als Ausgangsstoffe verwendet werden. Sie unterliegen anderen Qualitätsanforderungen und einer anderen Haltbarkeitssystematik als die eigentlichen Ausgangsstoffe. Verwendet werden:

- Bulkware und
- Pharmazeutische Zubereitungen (industrielle oder defekturmäßig hergestellte Fertigarzneimittel).

Am häufigsten werden Substanzen zur pharmazeutischen Verwendung verarbeitet, die unter anderem folgende Stoffe und Zubereitungen aus Stoffen umfassen:

- Wirkstoffe als einfache Ausgangsstoffe,
- Hilfsstoffe als einfache Ausgangsstoffe,
- als Zwischenprodukte in der Apotheke hergestellte oder vorgefertigt bezogene wirkstoffhaltige Rezepturkonzentrate,
- als Zwischenprodukte in der Apotheke hergestellte oder vorgefertigt bezogene Rezepturkonzentrate mit bestimmten Hilfsstoffen, wie Konservierungsstoffe, Farbstoffe, Antioxidanzien, Aromen, Geschmackskorrigenzien und pH-Regulierungsmittel,
- als Zwischenprodukte in der Apotheke hergestellte oder vorgefertigt bezogene Träger, wie Pulvermischungen als Grundlagen für Puder oder Kapseln und andere feste Darreichungsformen, wie Gel-, Salben- oder Cremegrundlagen für halbfeste Darreichungsformen und wie Alkohol-Wasser-Gemische und Emulsionsgrundlagen als Vehikel für flüssige Darreichungsformen.

Die Stabilität der Ausgangsstoffe wird mit Hilfe der Verwendbarkeitsfrist gewährleistet. Nach deren Ablauf darf der Stoff nur noch eingesetzt werden, wenn er nach erneuter Prüfung den gestellten Anforderungen entspricht.

Der Verordnungsgeber überträgt der Apothekenleiterin oder dem Apothekenleiter, nachfolgend aus Gründen der Vereinfachung „Apotheker" genannt, die Verantwortung für die Qualität der Ausgangsstoffe auch während der Lagerung. In der Verordnung über den Betrieb von Apotheken (ApBetrO) heißt es in § 16 Abs. 1: „Arzneimittel, Ausgangsstoffe, Medizinprodukte und apothekenübliche Waren und Prüfmittel sind übersichtlich und so zu lagern, dass ihre Qualität nicht nachteilig beeinflusst wird und Verwechslungen vermieden werden." Diese Regelung wird in § 11 „Ausgangsstoffe" in Verbindung mit § 6 „Allgemeine Vorschriften über die Herstellung und Prüfung" noch weiter verschärft. So wird gefordert, dass die Prüfung der Ausgangsstoffe in angemessenen Zeiträumen zu wiederholen ist. Auf den Behältnissen ist das Verfalldatum oder gegebenenfalls ein Nachprüfdatum anzugeben.

2.1 Nachprüfung der Ausgangsstoffe in der Apotheke problematisch

Den Apotheker stellen die Vorschriften der ApBetrO in der Praxis vor Probleme. Die Monographien der amtlichen Arzneibücher und des Deutschen Arzneimittel-Codex/Neues Rezeptur-Formularium (DAC/NRF) enthalten unter dem Punkt „Lagerung" zwar regelmäßig Angaben über Lagerungsbedingungen, Verwendbarkeitsfristen werden jedoch nur in Ausnahmefällen genannt. Hinweise, in welchen Abständen die Untersuchungen zu wiederholen sind, fehlen völlig, und es bleibt dem Sachverstand des zur Prüfung verpflichteten Apothekers überlassen, die Zeitpunkte der erforderlichen Nachprüfungen (Wiederholungsprüfungen, Retests) beziehungsweise der Entsorgung festzulegen. Wenn der Hersteller keine entsprechenden Angaben macht, sind die Entscheidungen in der Regel schwierig zu treffen, da in der Stabilitätsliteratur nur wenige und außerdem stark verstreut Daten über die Haltbarkeit der Ausgangsstoffe vorliegen.

2.2 Informationsquellen für Verwendbarkeitsfristen

Angesichts der spärlichen und schwierig zu beschaffenden Informationen über die Haltbarkeit der Ausgangsstoffe ist es besonders zu begrüßen, dass im Arzneibuch der Deutschen Demokratischen Republik (AB-DDR 87) schon frühzeitig zahlreiche Angaben über Verwendbarkeitsfristen gemacht wurden (1). Weitere wertvolle Daten sind den in den Jahren 1994 bis 2001 veröffentlichten Mitteilungen des Laboratoriums der Niederländischen Apotheker (LNA) und der Verordnung über Standardzulassungen zu entnehmen (2, 3). Außerdem machen seit geraumer Zeit zahlreiche Hersteller auf den Prüfzertifikaten der Ausgangsstoffe Angaben über Verwendbarkeitsfristen. Umfangreiche Informationen über die Haltbarkeit der Ausgangsstoffe und Arzneimittel sind auch im DAC/NRF enthalten.

2.2.1 Arzneibuch der Deutschen Demokratischen Republik

Das AB-DDR 87 enthielt außer detaillierten Verwendbarkeitsfristen auch die allgemeine Vorschrift „Begrenzung der Aufbewahrungszeit von Arzneimitteln". Daraus sind zwei Regelungen besonders hervorzuheben:

- Ausgangsstoffe sind nach Anbruch der Behältnisse sowie danach in Abständen von einem Jahr auf Aussehen und Geruch zu prüfen. Aus Gründen des Arbeitsschutzes sollte die olfaktorische Prüfung heute auf indifferente Ausgangsstoffe beschränkt werden.
- Die Verwendbarkeitsfrist der Ausgangsstoffe, nicht der Zubereitungen, darf einmalig auf höchstens zehn Jahre verdoppelt werden, sofern nach fünf Jahren der Nachweis der Arzneibuchkonformität erbracht wird. Diese Verlängerung ist für Stoffe mit einer Verwendbarkeitsfrist kürzer als fünf Jahre oder von zehn Jahren nicht möglich.

2.2.2 Mitteilung des Laboratoriums der Niederländischen Apotheker

Die Mitteilung „Verfalldatensystem für Grundstoffe" umfasst nicht nur eine ausführliche Zusammenstellung der Verwendbarkeitsfristen zahlreicher Ausgangsstoffe, sondern gibt auch konkrete Anleitungen, wie die Haltbarkeit im Apothekenbetrieb kontrolliert werden kann (2).

Die niederländischen Empfehlungen beruhen auf Daten aus der wissenschaftlichen Literatur, auf Herstellerangaben und auf Erfahrungswerten. Die Fristen gelten, soweit unter „Lagerungsvorschrift" nichts anderes angegeben ist, für die Aufbewahrung bei Raumtemperatur (15 bis 25° C) in üblichen Handelsverpackungen. Die Verwendbarkeitsfristen beginnen mit der Öffnung der Behältnisse, wobei vorausgesetzt wird, dass der Anbruch und die Eingangsuntersuchung in der Apotheke zeitlich eng beieinander liegen (2).

2.2.3 Verordnung über Standardzulassungen

Die Angaben der Rechtsverordnung gelten verbindlich nur für entsprechend verpackte Fertigarzneimittel (siehe „Allgemeine Bestimmungen") und nicht für in der Apotheke vorrätig gehaltene Ausgangsstoffe derselben Art beziehungsweise Zusammensetzung (3). Angesichts des hohen Stellenwerts der Verordnung sowie der anzunehmenden weitgehenden Gleichwertigkeit der Packmittel für Fertigarzneimittel und der Lagerungsbehältnisse in den Apotheken bieten sich die Daten jedoch als weitere Empfehlung an. Um den grundsätzlich unterschiedlichen Geltungsbereich zu verdeutlichen, sind diese Angaben in der Tabelle 1 kursiv gedruckt.

Allgemeine Bestimmungen zur Standardzulassung (Auszug)

... Der Gehalt eines wirksamen Bestandteils in Fertigarzneimitteln muss – mit Ausnahme von Tees und Teemischungen – während der Dauer der Haltbarkeit mindestens 90 und darf in zu begründenden Ausnahmefällen höchstens 110 Prozent absolut der deklarierten Menge betragen. ...

... Fehlt in der Monographie eine Angabe über die Dauer der Haltbarkeit des Fertigarzneimittels, so beträgt diese drei Jahre. Wird eine darüber hinausgehende Haltbarkeitsdauer beansprucht, muss diese vom pharmazeutischen Unternehmer ermittelt und nachgewiesen werden.

...

2.3 Festlegung der Verwendbarkeitsfristen

Die meisten einfachen Ausgangsstoffe zur Herstellung der Arzneimittel sind unverarbeitet sehr lange haltbar. Nach § 16 Abs. 2 ApBetrO müssen die Vorratsbehältnisse für Arzneimittel und Ausgangsstoffe mit dem Verfalldatum oder gegebenenfalls mit einem Nachprüfdatum versehen werden.

2.3.1 Ausgangsstoffe

Die gemeinsame Behandlung der Arzneimittel und Ausgangsstoffe im genannten Absatz mit den Begriffen „Verfalldatum" und „Nachprüfdatum" führt zu gewissen Verunsicherungen. Die Haltbarkeit eines Ausgangsstoffs wird neben den Termini „Nachprüfdatum", „Wiederholungsprüfungsdatum" oder „Retestdatum" gelegentlich auch durch das „Verfalldatum" charakterisiert (17, 18), was nicht zu Verwechslungen mit dem Verfalldatum eines Arzneimittels führen darf.

Bei Ausgangsstoffen hat sich für den Zeitraum der qualitativ einwandfreien Beschaffenheit der Begriff „Verwendbarkeitsfrist" durchgesetzt (14). Wenn in diesem Zusammenhang von „Haltbarkeitsfristen" oder „Laufzeiten" gesprochen wird, dürfen auch diese Begriffe nicht mit den entsprechenden Termini bei Arzneimitteln verwechselt werden.

Aufgrund der sehr guten Stabilität der meisten unverarbeiteten Ausgangsstoffe kann in Ermangelung gesonderter Daten zur Haltbarkeit nach Anbruch in der Apotheke das vom Hersteller für die Originalverpackung festgelegte Verfalldatum als Verwendbarkeitsfrist angenommen werden. Von dieser allgemeinen Regel ausgenommen sind stabilitätsgefährdete Substanzen, insbesondere unter Inertgas abgefüllte oxidationsgefährdete Ausgangsstoffe, wie zum Beispiel fette Öle. In solchen Fällen ist anstelle des vom Hersteller deklarierten Verfalldatums die kürzere Verwendbarkeitsfrist vorzuziehen.

Verarbeitung der Ausgangsstoffe zu Arzneimitteln

Eindeutige Definitionen zur Haltbarkeit der Ausgangsstoffe und der Arzneimittel sind deshalb so wichtig, weil die pharmazeutischen Spezifikationen der Ausgangsstoffe in aller Regel weitaus strenger sind als bei pharmazeutischen Zubereitungen (Arzneimitteln) (6). So wird zum Beispiel im Europäischen Arzneibuch bei organischen Wirkstoffen der Gehalt an Zersetzungsprodukten typischerweise auf jeweils höchstens 0,1 Prozent begrenzt. Deshalb können Rezeptur- und Defekturarzneimittel, die mit einem Ausgangsstoff vor Ablauf dessen Verwendbarkeitsfrist hergestellt wurden, unter Umständen auch noch lange nach dem Nachprüfdatum haltbar sein und angewendet werden (6, 7, 11, 12, 13). Dieser Sachverhalt geht auch aus dem EU-Leitfaden der Guten Herstellungspraxis Teil I hervor. Dort heißt es im Zusammenhang mit der Arzneimittelherstellung unter der Nummer 5.31 ausdrücklich: „Es sollen nur Ausgangsstoffe verwendet werden, ... deren Haltbarkeitsdauer nicht überschritten ist." (17).

Bei der Umsetzung dieser allgemeinen GMP-Regel treten in der Apothekenpraxis dann Fragen auf, wenn ein Ausgangsstoff verarbeitet werden soll, dessen Verwendbarkeitsfrist am Tag der Herstellung noch nicht überschritten ist, aber innerhalb der Aufbrauchfrist oder Laufzeit des Arzneimittels endet. In diesem Fall sind folgende Überlegungen und Differenzierungen zu bedenken. Zur Herstellung der Rezepturarzneimittel mit kurzer Laufzeit beziehungsweise alsbald vorgesehener Anwendung und kurzer Aufbrauchfrist bestehen in der Regel keine Bedenken.

Nicht für die Arzneimittelherstellung verwendet werden sollen allerdings kurz vor Ablauf ihrer Verwendbarkeitsfrist stehende Ausgangsstoffe, wenn die Haltbarkeit aus toxikologischen Gründen beschränkt ist (Paracetamol, Chlorhexidindigluconat-Lösung) oder wenn die Spezifikationen des Ausgangsstoffes formal auch für das Arzneimittel gelten. Dieser zweite Fall ist für Rezepturarzneimittel wenig relevant. Er trifft auf zahlreiche Standardzulassungen zu, die für defekturmäßig hergestellte Fertigarzneimittel infrage kommen. Hier sind die zitierten Arzneibuch- beziehungsweise DAC-Monographien einschließlich ihrer stabilitätsrelevanten Parameter (Gehalt, Trocknungsverlust, Wassergehalt, Peroxidzahl, Gehalt an ätherischem Öl) nicht nur für die Freigabe, sondern für die gesamte Laufzeit des standardzugelassenen Fertigarzneimittels verbindlich gemacht worden. Beispiele sind Arzneimittel aus einem einfachen Ausgangsstoff (Substanzen, wie Ascorbinsäure, Lactose-Monohydrat, Natriumsulfat-Decahydrat, Magnesiumsulfat-Heptahydrat), pflanzlichen Drogen (Kümmelfrüchte, Raffiniertes Rizinusöl) und Teemischungen sowie Zinkoxid-haltige Zubereitungen (Zinköl).

Bei den anderen Defekturarzneimitteln ist im Einzelfall im Zuge der Risikoanalyse zu prüfen, wie sich dies auf die Qualität des Arzneimittels auswirkt. In der Regel wird die Herstellung möglich sein. Eine kritische Betrachtung wird allerdings empfohlen bei bekannt instabilen Ausgangsstoffen (zum Beispiel Dithranol, Tretinoin, Hydrochinon, fette Öle), bei der Verarbeitung pflanzlicher Drogen zu Teemischungen und bei der Arzneimittelherstellung unter Verwendung vorgefertigter Grundlagen (siehe auch S. 13/14, 92/93).

Aufbau der Tabelle 1 über Verwendbarkeitsfristen der Ausgangsstoffe

Die Tabelle 1 enthält Verwendbarkeitsfristen für mehr als 1.800 Ausgangsstoffe. Die Daten stammen in erster Linie aus den genannten Quellen (AB-DDR 87, Liste des LNA, Verordnung über Standardzulassungen) sowie aus Informationen einiger Hersteller von pflanzlichen Drogen, Drogenzubereitungen und Wirkstoffen. In die Liste wurden die Ausgangsstoffe unabhängig von ihrer therapeutischen Bedeutung aufgenommen, das heißt, der Apotheker muss vor der Weiterverarbeitung zum Arzneimittel im Rahmen der Plausibilitätsprüfung die Unbedenklichkeit bewerten.

Die Stoffe werden auf der Grundlage der amtlichen Arzneibücher auf Deutsch bezeichnet. Außerdem wird zur eindeutigen Bezeichnung von Zubereitungen, soweit möglich, das jeweils zugrundeliegende Arzneibuch genannt. Lagen für einen Ausgangsstoff unterschiedliche Verwendbarkeitsfristen aus mehreren Quellen vor, dann wurde in der Regel die neueste Information bevorzugt. Lagerungszeiten aus der Verordnung über Standardzulassungen wurden in jedem Fall übernommen und erscheinen in der Tabelle 1 entweder als Einzelangaben, zum Beispiel „Kürbissamen", oder gemeinsam mit einer zweiten Angabe, zum Beispiel „Angelikawurzel". Die Spalte „Lagerungsvorschrift" enthält für die Aufbewahrung relevante Hinweise aus der jeweils genannten Quelle. Eventuell erforderliche Kennzeichnungen auf der Basis der CLP-Verordnung, der Gefahrstoffverordnung, des Betäubungsmittel- und des Medizinproduktegesetzes sowie weitere empfehlenswerte Angaben auf dem Standgefäß (zum Beispiel Einwaagekorrekturfaktoren bei Wirkstoffen oder die mikrobiologische Eignung für die topische Anwendung bei Talkum oder Stärkearten) wurden nicht übernommen. Sie sind ebenso zu beachten wie die einschlägigen Vorschriften des Arzneibuches und der Apothekenbetriebsordnung zur Lagerung der Ausgangsstoffe in der Apotheke.

Es muss deutlich darauf hingewiesen werden, dass die in den Tabellen aufgeführten Daten zur Haltbarkeit ausnahmslos empfehlenden Charakter haben. Die Qualität der Ausgangsstoffe wird durch Monographien der amtlichen Arzneibücher sowie des DAC/NRF geregelt. Danach ist ein Stoff so lange haltbar und nicht zu beanstanden, wie er den Forderungen der jeweiligen Monographie entspricht. Die tabellierten Verwendbarkeitsfristen sollen vielmehr eine Orientierungshilfe darstellen, nach welchen Zeiträumen Ausgangsstoffe entweder zu verwerfen oder erneut auf Arzneibuchkonformität zu prüfen sind. Ergibt der Retest keinen Anlass zur Beanstandung, so steht der weiteren Verwendung des Ausgangsstoffs bis zum nächsten Nachprüftermin prinzipiell nichts im Wege. Macht der Hersteller eines Ausgangsstoffs auf dem Behältnis oder im Prüfzertifikat Angaben zur Haltbarkeit, so haben diese Daten grundsätzlich Vorrang gegenüber den tabellierten Fristen.

In der Apotheke sollte in jedem Einzelfall geprüft werden, ob und inwieweit eine Nachprüfung aus Kostengründen sinnvoll ist. In der Regel wird die Entsorgung des Ausgangsstoffs preiswerter sein, sodass die beste Lösung des Problems im Bezug kleiner, am Verbrauch orientierter Mengen besteht. Diese Empfehlung gilt vor allem für stabilitätsgefährdete Ausgangsstoffe und Zubereitungen in Form von Halbfertigwaren (57). Dazu zählen zum Beispiel fette Öle, pflanzliche Drogen, Drogenzubereitungen sowie Salben- und Cremegrundlagen, die nach Möglichkeit nur für den Bedarf von drei bis zwölf Monaten bestellt werden sollten.

Aufbau der Tabelle 2 über Verwendbarkeitsfristen der TCM-Drogen

Pflanzliche, tierische oder mineralische Stoffe, die als Drogen der Traditionellen Chinesischen Medizin (TCM-Drogen) verwendet werden, zählen wie die Drogen und Drogenzubereitungen der westlichen Phytotherapie zu den Ausgangsstoffen. Die Verwendbarkeitsfristen der TCM-Drogen sind getrennt von anderen Ausgangsstoffen in der Tabelle 2 enthalten, da TCM-Dogen mithilfe der deutschen Nomenklatur nur ungenau zu bezeichnen sind. Wesentlich eindeutiger sind die lateinischen und vor allem die aus dem Hochchinesischen abgeleiteten Pinyin-Bezeichnungen.

Die Festlegung der Verwendbarkeitsfristen für TCM-Drogen ist aus mehreren Gründen schwierig. Wie bei allen Drogen und Drogenzubereitungen sind Haltbarkeitsuntersuchungen analytisch sehr aufwendig, da der Abbau einzelner Inhaltsstoffe in diesen Vielstoffgemischen nur durch hochspezifische chromatographische Methoden nachzuweisen ist. Weiterhin ist fraglich, ob die Haltbarkeit einer komplexen Mischung zahlreicher Stoffe aufgrund des Gehalts einer oder vielleicht auch mehrerer Leitsubstanzen überhaupt zutreffend beurteilt werden kann. Diese Einschränkung gilt in besonderem Maße für TCM-Drogen, deren Wirkung auf die Droge als Ganzes und nicht auf einzelne Inhaltsstoffe zurückgeführt wird. Bei TCM-Drogen sind Haltbarkeitsbetrachtungen auf der Basis des Gehalts an Leitsubstanzen außerdem aufgrund der oftmals angewendeten Paozhi-Verfahren wenig sinnvoll. Dabei werden die Drogen oder Mineralien mit dem Ziel der Wirkungsveränderung, Toxizitätsverminderung oder auch Haltbarkeitsverbesserung mit thermischen oder anderen traditionellen Verfahren vorbehandelt.

Die Fristen der Tabelle 2 zur Haltbarkeit von etwa 270 TCM-Drogen beruhen auf langjährigen Erfahrungswerten wichtiger deutscher Hersteller und ihrer chinesischen Lieferanten. Wichen die Angaben verschiedener Hersteller voneinander ab, wurde die kürzere Verwendbarkeitsfrist übernommen. Wie bei den übrigen Ausgangsstoffen ist auch in diesem Fall zu beachten, dass die aufgeführten Fristen stets als Empfehlungen anzusehen sind. Nennt der Hersteller der TCM-Droge auf dem Behältnis oder im Prüfzertifikat ein abweichendes Verfalldatum, dann ist diese Angabe gegenüber der Verwendbarkeitsfrist der Tabelle stets vorzuziehen. Die zur Tabelle 1 gemachten Ausführungen über die Prüfung der Unbedenklichkeit der Ausgangstoffe, ihre Lagerung und Beschriftung der Standgefäße gelten entsprechend auch für die TCM-Drogen der Tabelle 2.

2.3.2 Zwischenprodukte

Zwischenprodukte zur Herstellung der Rezepturarzneimittel können bei ausreichender Stabilität zur Arbeitserleichterung entweder in der Apotheke auf Vorrat hergestellt oder mit Prüfzertifikat vorgefertigt bezogen und gelagert werden. Hierfür enthalten das DAB sowie DAC/NRF zahlreiche Monographien solcher „Stammzubereitungen" mit der Zusammensetzung, der Herstellungsanweisung und/oder Qualitätsmerkmalen mit Prüfanweisung. Bei diesen Vehikeln, Grundlagen und Rezepturkonzentraten handelt es sich nicht um „Pharmazeutische Zubereitungen" im Sinne der Arzneibuchmonographie, sondern vielmehr um zusammengesetzte Ausgangsstoffe zur Herstellung der Arzneimittel. Infolgedessen sind, bedingt durch die strenger gefassten Grenzwerte der Qualität, die Verwendbarkeitsfristen der Stammzubereitungen häufig erheblich kürzer als die Laufzeiten der damit hergestellten Arzneimittel. Verwendbarkeitsfristen der im NRF monographierten Stammzubereitungen sind in den Tabellen 3 und 4 angegeben. Manche Zwischenprodukte sind noch nicht als herstellerunabhängige Monographie beschrieben. In diesen Fällen müssen vom industriellen Hersteller neben dem chargenbezogenen Prüfzertifikat Angaben zur Zusammensetzung, zur Qualität und Qualitätsprüfung einschließlich der Identifizierung in der Apotheke und möglichst zur Haltbarkeit erwartet werden.

Dermatikagrundlagen

Bei industriell vorgefertigten Grundlagen gibt im Allgemeinen der Hersteller an, wie lange die Produkte in den nicht angebrochenen Originalbehältnissen haltbar sind („Laufzeit"). Fehlen solche Angaben, werden die Laufzeiten und Verwendbarkeitsfristen nach der Tabelle 3 empfohlen, soweit nicht Anhaltspunkte für eine besondere Instabilität vorliegen. Nach Anbruch der Packung in der Apotheke ist die Verwendbarkeitsfrist festzulegen. Diese soll ohne guten Grund nicht über die herstellerseits angegebene Laufzeit hinausgehen. Die Grundlage kann bis zum letzten Tag der festgelegten Verwendbarkeitsfrist zur rezepturmäßigen Herstellung verwendet werden (7). Für das Rezepturarzneimittel schließt sich dann noch die Aufbrauchfrist beim Patienten an (siehe S. 18–20). Vor allem bei wasserhaltigen Grundlagen ist deshalb die Verwendbarkeitsfrist dieses Zwischenprodukts kürzer zu wählen als die Laufzeit vergleichbarer Suspensionen, Emulsionen, Cremes oder Gele als Arzneimittel. Für die defekturmäßige Herstellung der Bulkware oder der Fertigarzneimittel in der Apotheke („Hunderter-Regel") sollen mikrobiell anfällige beziehungsweise wasserhaltige Grundlagen möglichst nicht aus angebrochenen Gebinden verwendet werden.

Selbstverständlich sind die Grundlagen in mikrobiologisch einwandfreien, geschlossenen Behältnissen zu lagern. Vorausgesetzt, die Originalbehältnisse entsprechen den einschlägigen Forderungen der Ph.-Eur.-Monographie „Halbfeste Zubereitungen zur kutanen Anwendung", ist die Umfüllung vorgefertigt bezogener Grundlagen in Apotheken-Standgefäße aus hygienischer Sicht nicht zu empfehlen. Besser als einfache Schraubdeckeldosen, Porzellandosen oder Weithalsgläser eignen sich für in der Apotheke selbst hergestellte Grundlagen möglicherweise großvolumige Spenderdosen aus Polypropylen, vorzugsweise mit Applikationsspitze. Der freie Luftraum im Behältnis ist minimiert, und bei der Entnahme sind Kontaminationen leichter zu vermeiden.

Die Verwendbarkeitsfristen der Tabelle 3 orientieren sich an Erfahrungswerten und Experimentaldaten (5, 7, 8, 9). Sie können auch als Empfehlungen für in der Apotheke defekturmäßig als Standgefäßware hergestellte Dermatikagrundlagen gelten.

Rezepturkonzentrate

Zusammengesetzte Ausgangsstoffe aus einem Wirkstoff oder einem funktionellen, differenten Hilfsstoff (Antioxidans, Komplexbildner, Konservierungsstoff, pH-Korrigens, Farbstoff, Süßungsmittel oder Aroma) und mindestens einem Hilfsstoff können als Rezepturkonzentrate bei der Arzneimittelherstellung verwendet werden. Für sie gilt prinzipiell das Gleiche wie für die Arzneiträger. Manche müssen, andere können nicht ohne Weiteres in der Apotheke hergestellt werden. Verwendbarkeitsfristen der im NRF monographierten Rezepturkonzentrate sowie bestimmter weiterer Wirkstoffkonzentrate sind in Tabelle 4 angegeben.

2.4 Organisation der Haltbarkeitskontrolle der Ausgangsstoffe

Gemäß den Vorschriften des § 16 „Lagerung" der ApBetrO und angelehnt an die Regelungen des niederländischen Verfalldatensystems für Grundstoffe werden folgende organisatorischen Maßnahmen zur Kontrolle der Haltbarkeit der Ausgangsstoffe in der Apotheke vorgeschlagen (2):

- Der erste Schritt zur Bereitstellung qualitativ einwandfreier Ausgangsstoffe für die Arzneimittelherstellung ist die Bestellung bedarfsgerechter Verpackungsgrößen.
- Bei der Eingangsprüfung des Ausgangsstoffs wird das vom Hersteller angegebene Verfalldatum in die apothekeneigene Dokumentation übernommen und auf dem Standgefäß vermerkt (zum Beispiel „06/2020").
- Anstelle dieser allgemeinen Regel ist bei stabilitätsgefährdeten Ausgangsstoffen – insbesondere bei oxidationsanfälligen, unter Inertgas abgefüllten Substanzen – nach Anbruch der Verpackung die kürzere Verwendbarkeitsfrist dem vom Hersteller für das ungeöffnete Packmittel geltende Verfalldatum vorzuziehen.
- Fehlt die Angabe des Herstellers, wird der Tag des Bezugs mit der Öffnung des Behältnisses gleichgestellt und mit Hilfe der tabellierten Verwendbarkeitsfrist die Haltbarkeit durch Verfall- beziehungsweise Retestdatum festgelegt. Dieser Zeitpunkt wird in die Dokumentation aufgenommen und auf dem Standgefäß vermerkt (zum Beispiel „06/2019").
- Soweit nichts anderes angegeben ist, werden die Ausgangsstoffe in monographiekonformen Behältnissen bei Raumtemperatur trocken gelagert (Temperatur 15 bis 25 °C, relative Feuchte möglichst unter 60 Prozent).
- Die Lagerungsbedingungen werden monatlich überprüft. Die Verwendbarkeitsfristen der Ausgangsstoffe werden regelmäßig in Abhängigkeit von der Haltbarkeitsdauer (mindestens einmal jährlich) kontrolliert, gleichzeitig werden alle Stoffe sensorisch geprüft. Durch geeignete organisatorische Maßnahmen ist sicherzustellen, dass Ausgangsstoffe, deren Verwendbarkeitsfrist innerhalb der nächsten zwölf Monate endet, rechtzeitig in die Quarantänelagerung übernommen werden.
- Die Kontrolle der Lagerungsbedingungen und Verwendbarkeitsfristen ist zu dokumentieren (siehe S. 128–135, Dokumentationen „Lagerung der Ausgangsstoffe" und „Überprüfung der Lagerbestände".
- Ist bei einem Stoff das vom Hersteller angegebene Verfalldatum erreicht, die Verwendbarkeitsfrist abgelaufen oder war das Ergebnis der sensorischen Prüfung ablehnend, wird er unter Quarantäne gelagert und für die Arzneimittelherstellung gesperrt. Der Apotheker muss entscheiden, ob der Ausgangsstoff entsorgt oder nach den Vorgaben des Arzneibuches erneut geprüft wird. Wegen der hohen

Kosten der Nachprüfung ist die ordnungsgemäße Entsorgung im Allgemeinen zu bevorzugen.

- Die gesamte Verwendbarkeitsfrist eines Ausgangsstoffs soll auch bei zwischenzeitlich durchgeführten Nachprüfungen fünf Jahre nicht überschreiten. Dies gilt besonders für Ausgangsstoffe pflanzlichen oder tierischen Ursprungs. In begründeten Fällen, zum Beispiel bekanntermaßen stabile Stoffe mit der ersten Verwendbarkeitsfrist von fünf Jahren, kann diese Frist auf höchstens zehn Jahre verdoppelt werden. Diese Verlängerung ist nicht möglich für Ausgangsstoffe mit der Verwendbarkeitsfrist kürzer als fünf Jahre oder von zehn Jahren.
- Unter anderem können der dichte Verschluss und hohe Befüllungsgrad des Behältnisses, die Kaltlagerung und die Schutzlagerung unter Inertgas die Haltbarkeit verbessern und sind bei den Lagerungsbedingungen zu berücksichtigen. Als apothekengerechte Maßnahme ist seit 2017 die Überschichtung oxidationsempfindlicher Ausgangsstoffe mit Argon aus Kartuschen mithilfe eines Ventilspenders leicht möglich (57).

3 Laufzeiten der Arzneimittel

Die Laufzeit der Arzneimittel kann experimentell durch kontrollierte Haltbarkeitsuntersuchungen ermittelt werden. Die Stabilität der pharmazeutischen Zubereitungen ist meist schlechter als diejenige der einfachen Ausgangsstoffe. Trotzdem kann die Haltbarkeitsdauer der Arzneimittel lang sein, weil die Spezifikationen der pharmazeutischen Qualitätsmerkmale, zum Beispiel Wirkstoffgehalt, oftmals weiter gefasst sind als bei den Ausgangsstoffen. Für in der Apotheke hergestellte Zubereitungen wird im NRF die Laufzeit (Haltbarkeitsfrist) auch bei guter Stabilität auf höchstens drei Jahre begrenzt. Bei Fertigprodukten kann unabhängig davon die Haltbarkeit nach Abgabe an den Patienten beziehungsweise nach Anbruch durch die Aufbrauchfrist noch enger begrenzt sein.

3.1 Laufzeiten defekturmäßig hergestellter Fertigarzneimittel

Die defekturmäßige Herstellung der Arzneimittel in Anlehnung an NRF-Rezepturen erscheint in vielen Fällen möglich, ist aber an regulatorische, verfahrenstechnische und organisatorische Voraussetzungen gebunden, die im Einzelfall durch den für die Herstellung verantwortlichen Apotheker geschaffen werden müssen (14). Falls Arzneimittel in Anlehnung an die Rezepturen in größerem Maßstab zubereitet werden, handelt es sich entweder um in dieser Zusammensetzung defekturmäßig abgabefertig hergestellte Fertigarzneimittel oder aber um Bulkware (Standgefäßware). Ein im Vergleich zu Rezepturarzneimitteln wichtiger Aspekt ist bei Defektur-Fertigarzneimitteln die Feststellung des Verfalldatums anhand der Laufzeit (Haltbarkeitsdauer). Laufzeiten für die NRF-Vorschriften sind in Tabelle 5 angegeben. Defektur-Fertigarzneimittel werden wie industrielle Fertigarzneimittel mit dem Wortlaut „Verwendbar bis" und nachfolgendem Verfalldatum nach Monat und Jahr gekennzeichnet. Soweit kürzer als die Laufzeit, ist die Aufbrauchfrist zusätzlich anzugeben (siehe auch Abschnitt 4).

3.2 Laufzeiten der Bulkware

Die defekturmäßige Herstellung der Bulkware ist bei Arzneimitteln mit guter und kaum von der Verpackung abhängiger Stabilität möglich. Als Standgefäßware wird sie nicht weiter bearbeitet, sondern kann bei Bedarf zu Rezepturarzneimitteln abgefasst, verpackt und gekennzeichnet werden (letzte Herstellungsschritte zum Fertigprodukt). Die Bulkware ist bereits Arzneimittel, bei Herstellung wird ihr ein Verfalldatum zugeordnet. Bei Entnahmen zur Abgabe als Rezepturarzneimittel ist dieses Verfalldatum bei der Festlegung der Aufbrauchfrist zu berücksichtigen.

3.3 Laufzeiten industrieller Fertigarzneimittel

Wird ein industrielles Fertigarzneimittel in der Apotheke als Ausgangsstoff zur Arzneimittelherstellung verwendet, spielt dessen Verfalldatum für die Haltbarkeit daraus angefertigter Rezeptur- und Defekturarzneimittel eine Rolle. Die Laufzeit der aus dem Fertigarzneimittel hergestellten Rezepturarzneimittel, Bulkware oder Defekturarzneimittel mit Fertigarzneimittelcharakter darf nicht über das Verfalldatum des industriellen Fertigarzneimittels hinausgehend festgesetzt werden. Hierdurch wird unter anderem berücksichtigt, dass dem industriellen Fertigarzneimittel bereits relativ weite Grenzen bei relevanten Qualitätsmerkmalen zugesprochen werden müssen, die unvermeidlich auf die Rezeptur übergehen. Hierin unterscheidet sich die Arzneimittelherstellung unter Verwendung eines Fertigarzneimittels systematisch von der Herstellung aus anderen Ausgangsstoffen.

In der ad hoc verschriebenen Individualrezeptur ist die Verwendung industrieller Fertigarzneimittel sehr verbreitet bei Augentropfen, Inhalationslösungen sowie pädiatrischen Pulvern und Tropfen zum Einnehmen, besonders wenn der betreffende Wirkstoff nicht als Rezeptursubstanz erhältlich ist.

3.4 Laufzeiten der Rezepturarzneimittel

Für die Ad-hoc-Herstellung der bei Bedarf verschriebenen Rezepturarzneimittel hat die Laufzeit eigentlich nur in Ausnahmefällen praktische Relevanz. So kann zum Beispiel ein Antidot als Einzeldosis konzipiert sein, oder eine Zubereitung im Mehrdosenbehältnis wird nicht unmittelbar nach der Abgabe angebrochen, sondern erst später bei Bedarf. In der Regel handelt es sich um sterile Zubereitungen oder tiefgefroren aufbewahrte Augentropfen. Solche Einzeldosiszubereitungen werden bestimmungsgemäß unmittelbar nach Anbruch angewendet, eventuell verbliebene Reste werden vernichtet. Wie bei Defektur-Fertigarzneimitteln ist es dann konsequent, die Haltbarkeit mit dem Wortlaut „Verwendbar bis" und nachfolgendem Verfalldatum zu kennzeichnen, im Unterschied zu diesen jedoch auf den Tag genau. Handelt es sich ausnahmsweise um Mehrdosenzubereitungen für den Anbruch bei Bedarf (längerer Urlaub oder Sprechstundenbedarf), ist gegebenenfalls neben dem Verfalldatum zusätzlich die Aufbrauchfrist zu kennzeichnen.

Bei den meisten Rezepturarzneimitteln handelt es sich jedoch um Mehrdosenzubereitungen, die unmittelbar nach Herstellung abgegeben und alsbald angebrochen werden. Dann stellt sich die Frage, ob die Laufzeit länger ist als der Richtwert für die Aufbrauchfrist. Dies trifft in den meisten Fällen zu, vergleiche Abschnitt 4. In diesen Fällen ist die Laufzeit für den Patienten uninteressant, und es ist ausschließlich die Aufbrauchfrist zu beachten. Diese soll dann nicht gesondert als Frist angegeben werden, sondern ihr ab dem Herstellungstag gerechnetes Enddatum nach Tag, Monat und Jahr nach dem Wortlaut „Verwendbar bis". Es tritt insofern an die Stelle des sich aus der Laufzeit ergebenden Verfalldatums.

4 Aufbrauchfristen der Rezeptur- und Defekturarzneimittel

Für anwendungsfertige Arzneimittel in Mehrdosenbehältnissen ist nur die Haltbarkeitsdauer nach Anbruch oder Rekonstitution relevant. Diese Aufbrauchfrist ist häufig relativ kurz, da die stabilitätsrelevanten Belastungen des Arzneimittels unter Anwendungsbedingungen üblicherweise ungünstiger sind als bei kontrollierter Lagerung ohne Anbruch. Oft ist die Aufbrauchfrist deshalb nicht nur kürzer als die Laufzeit des Arzneimittels, sondern im Falle defekturmäßiger Herstellung von Bulkware auch kürzer als die noch verbleibende Restlaufzeit bis zum Verfalldatum. Dann wird das Verfalldatum im Verlaufe der weiteren Anwendung gar nicht erreicht. Nicht das Verfalldatum begrenzt so die Anwendung des Arzneimittels, sondern das Enddatum seiner Aufbrauchfrist.

Bei Defektur-Fertigarzneimitteln sind die Zeitpunkte der Abgabe und des Anbruches unbestimmt. Deshalb kann und muss zwar das Verfalldatum angegeben werden, das Enddatum der Aufbrauchfrist ist jedoch frühestens bei Abgabe abzusehen und kann bei Herstellung noch nicht gekennzeichnet werden. Wie bei industriellen Fertigarzneimitteln ist der Patient gezwungen, sich das Enddatum aus dem Anbruchdatum und der Aufbrauchfrist selbst zu errechnen. Die Aufbrauchfrist ist deshalb ebenfalls bei Herstellung zu kennzeichnen (zum Beispiel „Nach Anbruch vier Wochen verwendbar."). Laut DAC/NRF zählt hierbei der Tag des Anbruchs nicht mit (57).

Bei stabilen standardisierten Rezepturarzneimitteln im Mehrdosenbehältnis ist im Allgemeinen die Aufbrauchfrist kürzer als die Laufzeit, vergleiche Abschnitt 3.4. Dann soll die Aufbrauchfrist nicht gesondert als Zeitdauer angegeben werden, sondern ihr ab dem Herstellungstag (dieser zählt nicht mit) gerechnetes Enddatum nach Tag, Monat und Jahr nach dem Wortlaut „Verwendbar bis". Es tritt insofern an die Stelle des sich aus der Laufzeit ergebenden und später liegenden Verfalldatums. Für NRF-Rezepturen können die Aufbrauchfristen der Tabelle 5 entnommen werden.

Wurde die Stabilität eines Rezepturarzneimittels nur für einen kurzen Zeitraum untersucht oder ist es instabil, dann darf die Aufbrauchfrist nicht länger festgelegt werden als die Laufzeit. Auch dann ist das Verfalldatum identisch mit dem Enddatum der Aufbrauchfrist und wird gekennzeichnet.

4.1 Festlegung der Aufbrauchfrist nach pharmazeutischer Qualität

Aufbrauchfristen lassen sich experimentell nur sehr bedingt durch Simulation der Anwendungsbedingungen bestimmen („Anbruchstabilität"). Deshalb muss die Festlegung der Aufbrauchfrist eines Rezepturarzneimittels unter Beachtung verschiedener Faktoren vorgenommen werden (4, 5, 11, 12, 15). Dem Entscheidungsprozess liegen fünf Fälle zugrunde, die in der Abbildung 1 schematisch dargestellt sind.

Fall 1: Standardisiertes Rezepturarzneimittel

Pharmazeutisch standardisierte Rezepturen mit Aufbrauchfristen finden sich unter anderem in regelmäßig aktualisierten Formelsammlungen, Veröffentlichungen der Fachpresse und Informationen oder Rezepturvorschlägen pharmazeutischer Hersteller. In solchen Fällen gelten die Angaben der entsprechenden Vorschrift. Auch bei den standardisierten Vorschriften kommen aufgrund rascher Gehaltsabnahme oder Entstehung toxikologisch bedenklicher Zersetzungsprodukte kurze Fristen vor.

Fall 2: Nicht standardisiertes, aber chemisch-physikalisch stabiles Rezepturarzneimittel

Oft muss die Anbruchstabilität eines Arzneimittels beurteilt werden, das aufgrund der Analogien zu standardisierten Rezepturen, Fachliteratur oder allgemeiner Erfahrung mit hoher Plausibilität als stabil angesehen werden kann. Dementsprechend handelt es sich üblicherweise um in ihrer Zusammensetzung überschaubare Rezepturarzneimittel.

Richtwerte für die apothekenrelevanten Fälle sind in Tabelle 6 vorgeschlagen, differenziert nach Darreichungsform, Primärpackmittel, Risiken für Qualität und Arzneimittelsicherheit sowie mikrobiologischer Anfälligkeit. Die entsprechenden Werte sind mit dem Ziel der Risikominimierung so gewählt worden, dass der professionellen Erfahrung nach ein unzulässiger mikrobieller Verderb weitgehend ausgeschlossen ist. Bei unübersichtlich zusammengesetzten Individualrezepturen sind die Richtwerte nicht anwendbar (siehe Fall

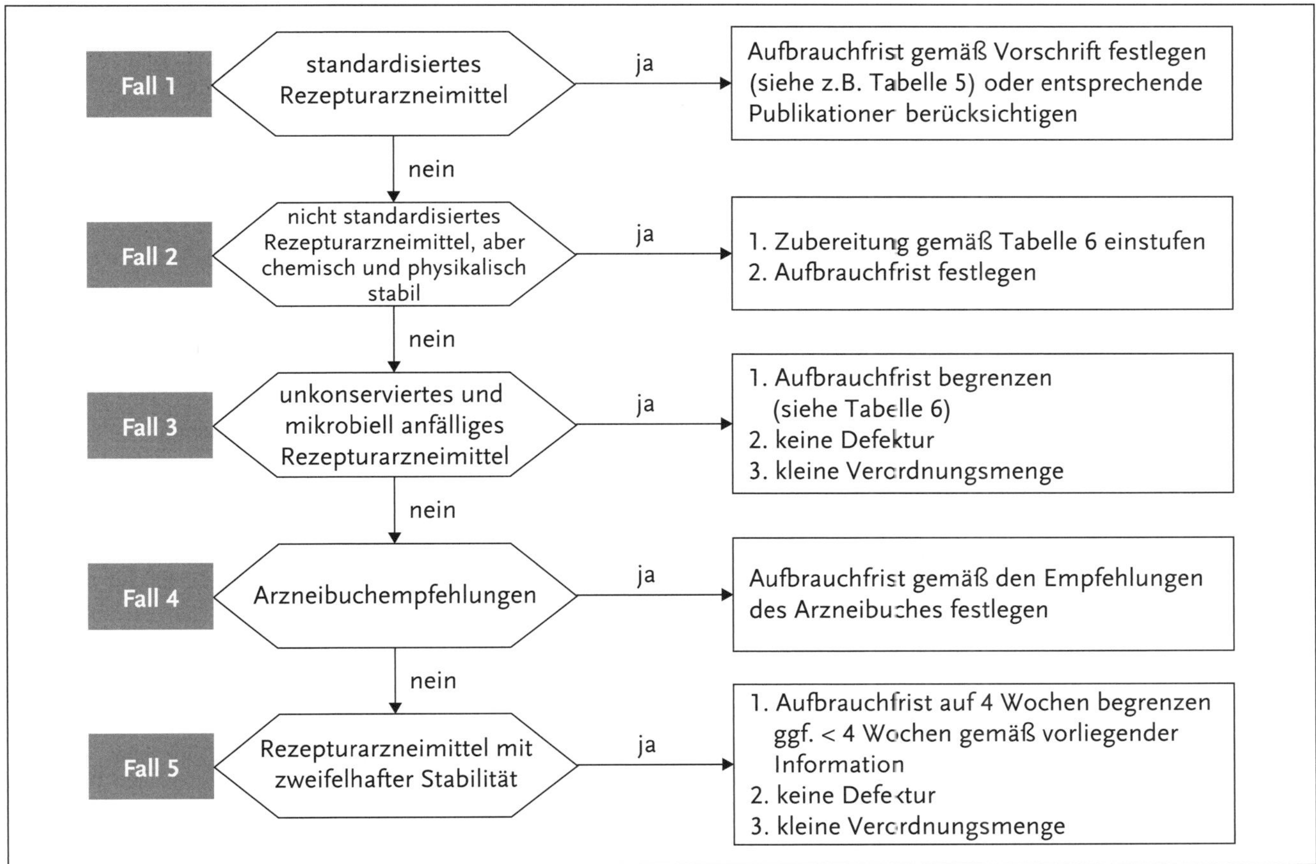

Abbildung 1: Empfehlungen zur Festlegung der Aufbrauchfrist zur Anwendung aus Mehrdosenbehältnissen. Vergleiche Abbildung I.4.-1, DAC/NRF (57, 67).

5). Diese gelten ausschließlich für chemisch-physikalisch weitgehend stabile Zubereitungen. Vorsicht ist bei Analogien geboten, wenn die pH-Verhältnisse unklar sind oder wenn bei Suspensionszubereitungen niedrigere Konzentrationen vorliegen als bei der standardisierten Referenz. Häufig liegt bei höheren Wirkstoffkonzentrationen auch ein größerer Wirkstoffanteil suspendiert vor, was in der Regel mit besserer chemischer Stabilität einhergeht. Umgekehrt können geringere Wirkstoffkonzentrationen zu einer schlechteren Haltbarkeit führen.

Fall 3: Unkonserviertes und mikrobiell anfälliges Rezepturarzneimittel

Hydrophile Cremes, hydrophile Gele, wässrige Lösungen und andere Rezepturarzneimittel sind mikrobiell anfällig und deshalb sehr begrenzt haltbar, wenn sie unkonserviert sind und auch keine ausreichende antimikrobielle Eigenwirkung haben. Sie müssen bei Bedarf frisch hergestellt werden, und die Aufbrauchfrist ist zu begrenzen. Dafür sind Richtwerte in Tabelle 6 vorgeschlagen. Entsprechende Zubereitungen sind grundsätzlich nicht für die defekturmäßige Herstellung geeignet, und die Verordnungsmenge soll der begrenzten Aufbrauchfrist angepasst sein.

Fall 4: Arzneibuchempfehlungen

Bei Mehrdosenbehältnissen mit konservierten Zubereitungen zur Anwendung im Auge oder am Ohr begrenzt das Europäische Arzneibuch die Aufbrauchfrist nach Anbruch grundsätzlich auf maximal vier Wochen. Hiervon abweichende längere Fristen sind im NRF im Einzelfall bei bestimmten Ohrentropfen als begründete Ausnahmen beschrieben. Bei Augentropfen ist die Vier-Wochenfrist in den Tabellen 5 und 6 berücksichtigt.

Fall 5: Rezepturarzneimittel mit zweifelhafter Stabilität

Bei chemisch und physikalisch instabilen Rezepturen ist die Aufbrauchfrist kürzer festzulegen als die Richtwert-Empfehlungen gemäß Tabelle 6. Entsprechende Zubereitungen eignen sich üblicherweise nicht für die defekturmäßige Herstellung. Die Laufzeit beziehungsweise die Aufbrauchfrist sollen auf maximal vier Wochen begrenzt werden.

Gegebenenfalls muss die Aufbrauchfrist beziehungsweise die für das Verfalldatum maßgebliche Frist noch kürzer gewählt werden, sofern die zu erwartende Stabilität geringer ist. Dies kann zum Beispiel der Fall sein bei bestimmten Glucocorticoid-Externa mit einer durch andere Bestandteile vermittelten pH-neutralen oder basischen Reaktion außerhalb des „rezeptierbaren pH-Bereichs" für den Wirkstoff.

4.2 Anwendungsbefristung aufgrund gesundheitlicher Risiken

In amtlichen Bekanntmachungen können aufgrund dokumentierter Risiken Beschränkungen der Anwendungsdauer für bestimmte Zubereitungen empfohlen oder festgelegt werden, zum Beispiel für Benzalkoniumchlorid-konservierte Zubereitungen zur Anwendung in der Nase (10). Zur Risikominimierung ist zudem bei bestimmten Wirkstoffen die Behandlung unter ständiger ärztlicher Kontrolle nur für einen begrenzten Zeitraum von einigen Tagen oder Wochen vorzusehen, möglichst in Verbindung mit einer dem begrenzten Behandlungszeitraum entsprechenden Verordnungsmenge. Dies gilt beispielsweise für Rezepturen mit Steinkohlenteer, Dithranol oder stark und sehr stark wirksamen Glucocorticoiden.

Früher ist in solchen Fällen die Aufbrauchfrist vorsorglich angemessen reduziert worden. Diese Empfehlung besteht nicht mehr: Die Aufbrauchfrist soll sich allein an der pharmazeutischen Qualität orientieren. Deshalb muss bei Wirkstoffen mit einem hohen Potenzial für unerwünschte Arzneimittelwirkungen sehr darauf geachtet werden, dass neben der Aufbrauchfrist auch eine klare Gebrauchsanweisung mit zeitlicher Anwendungsbeschränkung angegeben wird. Es entspricht insofern völlig der Systematik, wenn zum Beispiel eine Glucocorticoid-Creme sowohl mit dem Enddatum der einjährigen Aufbrauchfrist als auch mit dem Gebrauchshinweis gekennzeichnet ist: „Nur eine Woche lang anwenden."

4.3 Substitutionsmittel mit fester Reichdauer

Rezepturen zur Opiatsubstitution werden häufig mit dem Herstellungsdatum und mit der Reichdauer oder sogar als Einzeldosis mit dem Einnahmetag gekennzeichnet. Selbstverständlich muss dabei der Einnahmezeitraum innerhalb der Laufzeit des Substitutionsmittels liegen. Wenn dies sichergestellt wird, gibt es bei stabilen standardisierten Substitutionsmitteln zurzeit keinen pharmazeutischen Anlass, gesondert die für die Behandlung nicht relevante Aufbrauchfrist zu kennzeichnen. Inwieweit das Verfalldatum anzugeben ist, muss mit der zuständigen Überwachungsbehörde geklärt werden.

4.4 Haltbarkeitsangaben zu NRF-Rezepturarzneimitteln

Die Übersichtstabelle 5 berücksichtigt für die NRF-Rezepturen

- deren bisher ermittelte Laufzeiten (maximal 3 Jahre) und Aufbrauchfristen,
- die verwendeten Packmittel,
- zugesetzte Stabilisatoren und Konservierungsmittel,
- gegebenenfalls Lagerungsbedingungen,
- die Ursachen für die begrenzte Haltbarkeit und
- im Einzelfall weitere Einflussgrößen.

Für die als Mehrdosenzubereitung zum sofortigen Gebrauch frisch hergestellten Rezepturarzneimittel sind in Tabelle 5 nur die Aufbrauchfristen relevant.

Die ermittelten Laufzeiten sind unter anderem interessant

- für die defekturmäßige Herstellung auf Vorrat,
- bei Abpackung einer Rezeptur in mehrere (gegebenenfalls sterile) Einzeldosisbehältnisse oder Behältnisse für den Tagesbedarf, die nacheinander angebrochen werden sollen,
- bei tiefgekühlt aufbewahrten Einzeldosisbehältnissen vor Anbruch sowie
- bei Antidoten und anderen erst im Notfall anzubrechenden Rezepturen.

5 Tabellen

Tabelle 1: Verwendbarkeitsfristen der Ausgangsstoffe. Empfehlungen bei fehlender Herstellerangabe. Aus der Verordnung über Standardzulassungen stammende Angaben zur Haltbarkeit von Fertigarzneimitteln sind kursiv gedruckt.

Ausgangsstoff	Verwendbar-keitsfrist	Lagerung	Quelle
A			
Acetazolamid	3 Jahre	–	2
Aceton	5 Jahre	–	2
Acetylcholinchlorid	2 Jahre	–	2
Acetylcystein	5 Jahre	Vor Licht geschützt.	20
Acetylsalicylsäure (180)	5 Jahre	–	2
Aciclovir	3 Jahre	–	2
Ackergauchheilkraut	3 Jahre	–	21
Ackerwindenkraut	3 Jahre	–	21
Acriflavin	5 Jahre	–	2
Acriflaviniummonochlorid	5 Jahre	–	2
Adenin	5 Jahre	–	2
Adeninsulfat	5 Jahre	–	1
Adenosin	3 Jahre	–	2
Adenosintriphosphat-Dinatrium	3 Jahre	–	2
Adoniskraut	3 Jahre	–	21
Adoniskrautfluidextrakt 1:1 Erg.-B. 6	3 Jahre	–	22
Adoniskrauttinktur 1:10 Erg.-B. 6	3 Jahre	–	22
Äpfelsäure	10 Jahre	–	1
Agar	3 Jahre	–	21
Agaricinsäure	3 Jahre	–	2
Ajmalin	5 Jahre	In sehr gut verschlossenen Gefäßen. Vor Licht geschützt.	1
Alanin	3 Jahre	Retest nach 3 Jahren.	23
Alantwurzel	3 Jahre	–	21
Alantwurzelstocktinktur 1:5	3 Jahre	–	22
Alginsäure	3 Jahre	–	2
Alkannawurzel	3 Jahre	–	21
Nichtionische emulgierende Alkohole	5 Jahre	–	1
Allantoin	5 Jahre	–	2
Allopurinol	5 Jahre	Retest nach 2,5 Jahren.	24

Ausgangsstoff	Verwendbarkeitsfrist	Lagerung	Quelle
Aloefluidextrakt 1:2	1,5 Jahre	–	22
Aloetinktur 1:5 DAB 6	2 Jahre	–	22
Zusammengesetzte Aloetinktur DAB 6	3 Jahre	–	22
Eingestellter Aloetrockenextrakt Ph. Eur.	3 Jahre	–	2
Alpensilbermantelkraut	3 Jahre	–	21
Aluminiumacetat-tartrat-Lösung DAB	5 Jahre	–	1
Aluminiumchlorid-Hexahydrat	3 Jahre	–	2
Aluminiumkaliumsulfat	5 Jahre	–	2
Wasserfreies Aluminiumkaliumsulfat	5 Jahre	–	2
Aluminium-Magnesium-Silicat	5 Jahre	–	2
Wasserhaltiges Aluminiumoxid	5 Jahre	–	2
Aluminiumstearat	10 Jahre	–	1
Aluminiumsulfat	5 Jahre	–	2
Amantadinhydrochlorid	3 Jahre	–	2
Amaranth (E 123)	5 Jahre	–	2
Ameisensäure 85 %	10 Jahre	–	1
Ameisensäure 25 %	5 Jahre	–	2
Ameisenspiritus DAB 6	6 Monate	–	22
Amfetaminsulfat	5 Jahre	–	2
Amidotrizoesäure-Dihydrat	3 Jahre	–	2
Amifampridin	3 Jahre	–	2
Amiloridhydrochlorid-Dihydrat	5 Jahre	Vor Licht geschützt.	25
4-Aminobenzoesäure	3 Jahre	–	2
Aminocapronsäure	3 Jahre	–	2
Aminochinuriddihydrochlorid-Heptahemihydrat	5 Jahre	Vor Licht geschützt.	1
Aminohippursäure	3 Jahre	–	2
Aminomethylbenzoesäure	5 Jahre	In sehr gut verschlossenen Gefäßen.	1
Amiodaronhydrochlorid	3 Jahre	–	2
Amitryptilinhydrochlorid	5 Jahre	–	2
Ammi-visnaga-Früchte	3 Jahre	–	21
Ammi-visnaga-Früchtefluidextrakt 1:1	3 Jahre	–	22
Ammi-visnaga-Früchtetinktur 1:5	3 Jahre	–	22
Ammoniak-Lösung 25 %	1 Jahr	–	2
Ammoniak-Lösung 10 %	1 Jahr	–	2
Anisölhaltige Ammoniak-Lösung DAC	1 Jahr	–	22
Ammoniumbituminosulfonat	5 Jahre	–	2
Ammoniumbromid	5 Jahre	–	2

Ausgangsstoff	Verwendbarkeitsfrist	Lagerung	Quelle
Ammoniumcarbonat	3 Jahre	–	2
Ammoniumchlorid	5 Jahre	–	2
Ammoniumeisen(III)-citrat	5 Jahre	–	2
Ammoniumhydrogenphosphat	5 Jahre	–	2
Ammoniumnitrat	5 Jahre	–	2
Ammoniumsulfat	5 Jahre	–	2
Ammoniumthiocyanat	5 Jahre	Vor Licht geschützt.	1
Amobarbital	5 Jahre	–	2
Amobarbital-Natrium	5 Jahre	–	2
Amoxicillin-Natrium	3 Jahre	Höchstens 25 °C, vor Licht geschützt.	26
Amoxicillin-Trihydrat	3 Jahre	Höchstens 25 °C.	27
Amphotericin B	2 Jahre	Bei 2 bis 8 °C.	2
Wasserfreies Ampicillin	5 Jahre	In sehr gut verschlossenen Gefäßen.	1
Ampicillin-Natrium	5 Jahre	Höchstens 25 °C, vor Licht geschützt.	26
Ampicillin-Trihydrat	1 Jahr	–	2
Andornkraut	3 Jahre	–	21
Andornkrautfluidextrakt 1:1	3 Jahre	–	22
Anethol	3 Jahre	–	2
Zusammengesetzter Angelikaspiritus DAB 6	2 Jahre	–	22
Angelikawurzel	*Variabel, 0,05 bis 0,1 % Verlust (absolut) an ätherischem Öl pro Jahr.*	*Vor Licht und Feuchtigkeit geschützt.*	*3*
	3 Jahre	–	21
Angelikawurzelfluidextrakt 1:1	3 Jahre	–	22
Angelikawurzeltinktur 1:5 Erg.-B. 6	3 Jahre	–	22
Angosturarinde	3 Jahre	–	21
Anis	*Variabel, 0,2 % Verlust (absolut) an ätherischemÖl pro Jahr.*	*Vor Licht und Feuchtigkeit geschützt.*	*3*
	2 Jahre	–	2
Anisfrüchtetinktur 1:5	3 Jahre	–	22
Anisöl	2 Jahre	–	2
Antazolinhydrochlorid	5 Jahre	–	2
Anthrarobin	5 Jahre	Vor Licht geschützt.	1
Apomorphinhydrochlorid	3 Jahre	–	2

Ausgangsstoff	Verwendbarkeitsfrist	Lagerung	Quelle
Raffiniertes Aprikosenkernöl	3 Monate	Vor Licht geschützt, bei höchstens 25 °C, in dicht verschlossenen, dem Verbrauch angemessenen, möglichst vollständig gefüllten Behältnissen oder unter Inertgas. In dieser Weise abgefüllte Öle dürfen zur Lagerung nicht mit Ölen im Anbruch gemischt werden. Retest nach 3 Monaten.	70
Aprotinin	3 Jahre	In sehr gut verschlossenen Gefäßen.	1
Arginin	2 Jahre	Retest nach 2 Jahren.	23
Argininhydrochlorid	3 Jahre	Retest nach 3 Jahren.	23
Arnikablüten	*3 Jahre*	*Vor Licht und Feuchtigkeit geschützt.*	3
	2,5 Jahre	–	21
Arnikablütenfluidextrakt 1:1	3 Jahre	–	22
Fettes Arnikablütenöl	2 Jahre	–	22
Arnikatinktur Ph. Eur.	*3 Jahre*	*Dicht verschlossen, vor Licht geschützt.*	*3*
	3 Jahre	–	22
Arnikawurzel	3 Jahre	–	21
Articainhydrochlorid	3 Jahre	–	2
Artischockenblätter	3 Jahre	–	21
Artischockenblätterfluidextrakt 1:1	3 Jahre	–	22
Artischockenblättertinktur 1:5	3 Jahre	–	22
Artischockenblättertrockenextrakt (wässrig)	3 Jahre	–	28
Asant	10 Jahre	–	21
Asanttinktur 1:5 Erg.-B. 6	3 Jahre	–	22
Ascorbinsäure	*3 Jahre*	*Vor Feuchtigkeit geschützt. Nicht über 25 °C.*	*3*
	5 Jahre	–	2
Asparagin-Monohydrat	3 Jahre	–	2
Aspartam	3 Jahre	–	2
Aspartinsäure	3 Jahre	Retest nach 3 Jahren.	23
Atenolol	5 Jahre	–	2
Atropin	10 Jahre	Vor Licht geschützt.	1
Atropinmethobromid	10 Jahre	Vor Licht geschützt.	1
Atropinsulfat	5 Jahre	–	2
Augentrostkraut	3 Jahre	–	21
Augentrostkrauttinktur 1:5	3 Jahre	–	22
Natives Avocadoöl	6 Monate	Vor Licht geschützt, bei höchstens 25 °C, in dicht verschlossenen, dem Verbrauch angemessenen, möglichst vollständig gefüllten Behältnissen oder unter Inertgas. In dieser Weise abgefüllte Öle dürfen zur Lagerung nicht mit Ölen im Anbruch gemischt werden. Retest nach 3 Monaten.	70

Ausgangsstoff	Verwendbarkeitsfrist	Lagerung	Quelle
Raffiniertes Avocadoöl	6 Monate	Vor Licht geschützt, bei höchstens 25 °C, in dicht verschlossenen, dem Verbrauch angemessenen, möglichst vollständig gefüllten Behältnissen oder unter Inertgas. In dieser Weise abgefüllte Öle dürfen zur Lagerung nicht mit Ölen im Anbruch gemischt werden. Retest nach 3 Monaten.	70
Azathioprin	3 Jahre	–	2
Azelainsäure	3 Jahre	–	2
Azorubin (E 122)	5 Jahre	–	2
B			
Raffiniertes Babassuöl	2 Jahre	Vor Licht geschützt, bei höchstens 25 °C, in dicht verschlossenen, dem Verbrauch angemessenen, möglichst vollständig gefüllten Behältnissen oder unter Inertgas. In dieser Weise abgefüllte Öle dürfen zur Lagerung nicht mit Ölen im Anbruch gemischt werden. Retest nach 1 Jahr.	70
Bacitracin	3 Jahre	Bei 2 bis 8 °C.	2
Baclofen	5 Jahre	–	2
Bärentraubenblätter	*3 Jahre*	*Vor Licht und Feuchtigkeit geschützt.*	*3*
	3 Jahre	–	2
Bärentraubenblätterfluidextrakt 1:1 Erg.-B. 6	3 Jahre	–	22
Bärentraubenblättertinktur 1:5	3 Jahre	–	22
Bärlappkraut	3 Jahre	–	21
Bärlappkrauttinktur 1:10	3 Jahre	–	22
Bärlauchkraut	3 Jahre	–	21
Bärlauchtinktur 1:5	3 Jahre	–	22
Baldriantinktur Ph. Eur.	*3 Jahre*	*Dicht verschlossen, vor Licht geschützt.*	*3*
	3 Jahre	–	2
Etherische Baldriantinktur DAB 6	1 Jahr	–	22
Zusammengesetzter Baldrianwein	2 Jahre	–	22
Baldrianwurzel	*3 Jahre*	*Vor Licht und Feuchtigkeit geschützt.*	*3*
	3 Jahre	–	2
Baldrianwurzelfluidextrakt 1:1 Erg.-B. 6	3 Jahre	–	22
Mit Wasser hergestellter Baldriantrockenextrakt Ph. Eur.	3 Jahre	–	28
Mit wässrig-alkoholischen Mischungen hergestellter Baldriantrockenextrakt Ph. Eur.	3 Jahre	Höchstens 30 °C	28
Baptisiawurzeltinktur 1:5	3 Jahre	–	22
Barbital	5 Jahre	–	2
Barbital-Natrium	5 Jahre	–	2
Bariumsulfat	5 Jahre	–	2

Ausgangsstoff	Verwendbarkeitsfrist	Lagerung	Quelle
Basilikumkraut	3 Jahre	–	21
Basiscreme DAC siehe Tab. 3			
Hydrophobe Basiscreme DAC siehe Tab. 3			
Hydrophile Basisemulsion DAC siehe Tab. 3			
Emulgierendes hydrophobes Basisgel DAC siehe Tab. 3			
Hydrophobes Basisgel DAC siehe Tab. 3			
Beclometasondipropionat	5 Jahre	–	2
Beifußkraut	3 Jahre	–	21
Beifußkrauttinktur 1:5	3 Jahre	–	22
Beinwellkraut	3 Jahre	–	21
Beinwellwurzel	3 Jahre	–	21
Eingestellter Belladonnablättertrockenextrakt Ph. Eur.	3 Jahre	Vor Licht und Feuchtigkeit geschützt.	29
Belladonnablätter	3 Jahre	Vor Licht geschützt.	1
Eingestellte Belladonnatinktur Ph. Eur.	3 Jahre	–	22
Belladonnawurzel	3 Jahre	–	1
Benediktenkraut	3 Jahre	–	21
Bendiktenkrautfluidextrakt 1:1	3 Jahre	–	22
Benediktenkrauttinktur 1:5	3 Jahre	–	22
Bengalrosa-Natrium	5 Jahre	Vor Licht geschützt.	1
Benperidol	3 Jahre	–	2
Bentonit	5 Jahre	–	2
Benzalkoniumchlorid	1 Jahr	–	2
Benzalkoniumchlorid-Lösung	5 Jahre	–	2
Benzin	5 Jahre	–	2
Benzocain	5 Jahre	–	2
Benzoesäure	5 Jahre	–	2
Zusammengesetzte Benzoetinktur Erg.-B. 6	3 Jahre	–	22
Wasserhaltiges Benzoylperoxid	1 Jahr	–	2
Benzylalkohol	2 Jahre	–	2
Benzylbenzoat	5 Jahre	–	2
Benzylmandelat	10 Jahre	–	1
Benzylnicotinat	5 Jahre	In sehr gut verschlossenen Gefäßen. Vor Licht geschützt.	1
Benzylpenicillin-Benzathin	5 Jahre	Höchstens 25 °C, vor Licht geschützt.	26
Benzylpenicillin-Kalium	5 Jahre	In sehr gut verschlossenen Gefäßen.	1
Benzylpenicillin-Natrium	5 Jahre	Höchstens 25 °C, vor Licht geschützt.	26

Ausgangsstoff	Verwendbarkeitsfrist	Lagerung	Quelle
Benzylpenicillin-Procain	5 Jahre	Höchstens 25 °C, vor Licht geschützt.	26
Berberitzenfrüchtetinktur 1:5	3 Jahre	–	22
Berberitzenholzrinde	2 Jahre	–	21
Berberitzenwurzelrinde	3 Jahre	–	21
Berberitzenwurzelrindenfluidextrakt 1:1	3 Jahre	–	22
Berberitzenwurzelrindentinktur 1:5	3 Jahre	–	22
Bergamottöl	2 Jahre	–	2
Bertramwurzel	3 Jahre	–	21
Bertramwurzeltinktur 1:5 Erg.-B. 6	3 Jahre	–	22
Besenginsterblüten	3 Jahre	–	21
Besenginsterkraut	3 Jahre	–	21
Betainhydrochlorid	5 Jahre	–	2
Betamethason	5 Jahre	–	2
Betamethasondipropionat	5 Jahre	–	2
Betamethasondihydrogenphosphat-Dinatrium	1 Jahr	Im Exsikkator, vor Gebrauch verreiben.	2
Betamethasonvalerat	5 Jahre	–	2
Betonienkraut	3 Jahre	–	21
Bibernellwurzel	3 Jahre	–	21
Bibernellwurzelfluidextrakt 1:1	3 Jahre	–	22
Bibernellwurzeltinktur 1:5 DAB 6	3 Jahre	–	22
Bimsstein	5 Jahre	–	2
Biotin	3 Jahre	–	2
Biperidenhydrochlorid	5 Jahre	Dicht verschlossen, vor Licht geschützt. Retest nach 3 Jahren.	30
Birkenblätter	*3 Jahre*	*Vor Licht und Feuchtigkeit geschützt.*	*3*
	3 Jahre	–	21
Birkenblätterfluidextrakt 1:1	3 Jahre	–	22
Birkenblättertinktur	3 Jahre	–	22
Birkenblättertrockenextrakt (wässrig)	3 Jahre	Vor Licht und Feuchtigkeit geschützt.	29
Birkenrinde	3 Jahre	–	21
Bisacodyl	5 Jahre	–	2
Basisches Bismutcarbonat	5 Jahre	–	2
Basisches Bismutgallat	5 Jahre	–	2
Basisches Bismutnitrat	5 Jahre	–	2
Basisches Bismutsalicylat	5 Jahre	–	2
Bitterfenchelöl	2 Jahre	–	2
Bitterkleeblätter	3 Jahre	–	21

Ausgangsstoff	Verwendbarkeitsfrist	Lagerung	Quelle
Bitterkleeblättertinktur 1:5	3 Jahre	–	22
Bittermandelwasser DAB 6	6 Monate	–	22
Unreife Bitterorangen	3 Jahre	–	21
Bitterorangenblätter	3 Jahre	–	21
Bitterorangenblüten	3 Jahre	–	21
Bitterorangenblütenöl (Pomeranzenblütenöl, Neroliöl)	2 Jahre	–	2
Bitterorangenschalen *(Pomeranzenschalen)*	*Variabel, 0,2 % Verlust (absolut) an ätherischem Öl pro Jahr.*	*Vor Licht und Feuchtigkeit geschützt.*	*3*
	2 Jahre	–	21
Bitterorangenschalenöl (Pomeranzenschalenöl)	2 Jahre	–	2
Bitterorangenschalensirup	1 Jahr	–	2
Bitterorangenschalentinktur (Pomeranzentinktur) Ph. Eur.	3 Jahre	–	2
Bittersüßstängel	3 Jahre	–	21
Gekörnte Blütenpollen	2 Jahre	–	21
Bockshornsamen	*3 Jahre*	*Vor Licht und Feuchtigkeit geschützt.*	*3*
	3 Jahre	–	2
Bohnenkraut	3 Jahre	–	21
Bohnenschalen	5 Jahre	–	21
Bohnenschalentinktur 1:5	3 Jahre	–	22
Boldoblätter	*2 Jahre*	*Vor Licht und Feuchtigkeit geschützt.*	*3*
	3 Jahre	–	21
Boldoblätterfluidextrakt 1:1 Erg.-B. 6	2 Jahre	–	22
Boldoblättertinktur 1:5	3 Jahre	–	22
Borretschkraut	3 Jahre	–	21
Raffiniertes Borretschöl	3 Monate	Vor Licht geschützt, bei höchstens 25 °C, in dicht verschlossenen, dem Verbrauch angemessenen, möglichst vollständig gefüllten Behältnissen oder unter Inertgas. In dieser Weise abgefüllte Öle dürfen zur Lagerung nicht mit Ölen im Anbruch gemischt werden. Retest nach 3 Monaten.	70
Borsäure	5 Jahre	–	2
Gelbes Brasilholz	3 Jahre	–	21
Braunwurz	3 Jahre	–	21
Braunwurzkraut	3 Jahre	–	21
Braunwurzwurzeltinktur 1:5	3 Jahre	–	22
Brechnuss	5 Jahre	–	1

Ausgangsstoff	Verwendbarkeitsfrist	Lagerung	Quelle
Eingestellte Brechnusssamentinktur 1:10 DAB 6	3 Jahre	–	22
Breitwegerichkraut	3 Jahre	–	21
Brennnesselblätter	*3 Jahre*	*Vor Licht und Feuchtigkeit geschützt.*	*3*
	3 Jahre	–	21
Brennnesselblätterfluidextrakt 1:1	3 Jahre	–	22
Brennnesselblättertinktur 1:5 DAC	3 Jahre	–	22
Brennnesselsamen	3 Jahre	–	21
Brennnesselwurzel	3 Jahre	–	21
Brennnesselwurzeltinktur 1:5 DAC	3 Jahre	–	22
Brennnesselwurzeltrockenextrakt (ethanolisch)	3 Jahre	–	28
Brillantgrün	5 Jahre	–	2
Bromazepam	5 Jahre	–	2
Brombeerblätter	*3 Jahre*	*Vor Licht und Feuchtigkeit geschützt.*	*3*
	3 Jahre	–	21
Bromelain	2 Jahre	–	2
Bromhexinhydrochlorid	5 Jahre	–	2
Bromocriptinmesilat	3 Jahre	–	2
Bromperidol	3 Jahre	–	2
Bruchkraut	3 Jahre	–	21
Bruchkrautfluidextrakt 1:1	3 Jahre	–	22
Brunnenkressekraut	3 Jahre	–	21
Brustelixier DAB 6	1 Jahr	–	22
Brustpulver DAB 6	2 Jahre	–	21
Brusttee DAB 6	3 Jahre	–	21
Buchweizenkraut	3 Jahre	–	21
Buccoblätter	3 Jahre	–	21
Buccoblätterfluidextrakt 1:1 Erg.-B. 6	3 Jahre	–	22
Budenosid	5 Jahre	Retest nach 2 Jahren.	31
Bupivacainhydrochlorid	5 Jahre	–	2
Buprenorphin	3 Jahre	Vor Licht geschützt.	32
Busulfan	3 Jahre	–	2
Butyl-4-hydroxybenzoat	5 Jahre	–	2
Butylhydroxytoluol	5 Jahre	–	2

C

Ausgangsstoff	Verwendbarkeitsfrist	Lagerung	Quelle
Cactus-grandiflorus-Blüten	3 Jahre	–	21

Ausgangsstoff	Verwendbarkeitsfrist	Lagerung	Quelle
Cactus-grandiflorus-Blütenfluidextrakt 1:1	2 Jahre	–	22
Rektifiziertes Cajeputöl	2 Jahre	–	2
Calamine	5 Jahre	–	2
Calciumacetat	5 Jahre	–	2
Calciumascorbat	5 Jahre	–	2
Calciumcarbonat	5 Jahre	–	2
Leichtes Calciumcarbonat	10 Jahre	–	1
Calciumchlorid-Dihydrat	2 Jahre	–	2
Calciumchlorid-Hexahydrat	10 Jahre	In sehr gut verschlossenen Gefäßen.	1
Calciumcitrat-Tetrahydrat	5 Jahre	–	2
Calciumdobesilat-Monohydrat	5 Jahre	Vor Licht geschützt. Mindestens in Abständen von einem Jahr ist der Wassergehalt zu bestimmen.	1
Calciumfolinat-Pentahydrat	2 Jahre	–	33
Calciumgluconat	5 Jahre	–	2
Calciumglycerophosphat	3 Jahre	–	34
Calciumhydrogenphosphat	3 Jahre	–	2
Calciumhydroxid	1 Jahr	–	2
Calciumlactat-Pentahydrat	2 Jahre	–	2
Calciumlävulinat-Dihydrat	5 Jahre	–	2
Calciumorotat-Dihydrat	5 Jahre	–	2
Calciumoxid	1 Jahr	–	2
Calciumpantothenat	5 Jahre	–	2
Calciumpropionat	10 Jahre	–	1
Calciumsaccharat	5 Jahre	–	1
Calciumsulfat-Hemihydrat	5 Jahre	–	1
Campecheholz	3 Jahre	–	21
D-Campher	5 Jahre	–	2
Racemischer Campher	5 Jahre	–	2
Flüchtiges Campherliniment DAB 6	1,5 Jahre	–	22
Campheröl DAB 6	3 Jahre	–	22
Starkes Campheröl DAB 7	3 Jahre	–	22
Campherspiritus DAB	*3 Jahre*	*Dicht verschlossen, vor Feuer geschützt.*	*3*
	3 Jahre	–	22
Benzoesäurehaltige Camphertinktur Erg.B. 6	2 Jahre	–	22
Cannabidiol	1 Jahr	Dicht verschlossen, vor Licht geschützt.	71
Cannabisblüten	1 Jahr	Vor Licht geschützt.	69
Captopril	3 Jahre	Retest nach einem Jahr.	24
Carbachol	3 Jahre	–	2

Ausgangsstoff	Verwendbarkeitsfrist	Lagerung	Quelle
Carbamazepin	5 Jahre	Vor Licht geschützt.	35
Carbasalat-Calcium	1 Jahr	–	2
Carbidopa-Monohydrat	3 Jahre	–	2
Carbimazol	5 Jahre	–	2
Carbocistein	5 Jahre	–	2
Carbomere	5 Jahre	–	2
Carbomergel pH 5 / 6,5 NRF siehe Tab. 3			
2-Propanolhaltiges Carbomergel DAB siehe Tab. 3			
Wasserhaltiges Carbomergel DAB siehe Tab. 3			
Carboxymethylstärke-Natrium	3 Jahre	–	2
Carmellose-Natrium	3 Jahre	–	2
Carmellose-Natrium-Gel DAB siehe Tab. 3			
Carnaubawachs	5 Jahre	–	1
DL-Carnithinhydrochlorid	3 Jahre	–	2
Cascararinde	*3 Jahre*	*Vor Licht und Feuchtigkeit geschützt.*	*3*
	3 Jahre	–	21
Cascararindenfluidextrakt 1:1 Erg.-B. 6	2 Jahre	–	22
Castoreum	3 Jahre	–	21
DL-Cathinhydrochlorid	5 Jahre	–	1
Cayennepfeffer	5 Jahre	–	21
Eingestellte Cayennepfeffertinktur Ph. Eur.	3 Jahre	–	2
Cefaclor-Monohydrat	4 Jahre	Höchstens 25 °C.	27
Cefalexin-Monohydrat	5 Jahre	Höchstens 25 °C.	27
Cefamandol für Injektionszwecke	2 Jahre	Höchstens 25 °C.	27
Cefazolin-Natrium	3 Jahre	Höchstens 25 °C.	27
Cefotaxim-Natrium	3 Jahre	Höchstens 25 °C.	27
Cefoxitin-Natrium	2 Jahre	Höchstens 5 °C.	27
Cefuroxim-Natrium	3 Jahre	Höchstens 5 °C.	27
Mikrokristalline Cellulose	5 Jahre	–	2
Celluloseacetatphthalat	5 Jahre	–	2
Cellulosepulver	5 Jahre	–	1
Cephalotin für Injektionszwecke	3 Jahre	Höchstens 25 °C.	27
Cer(III)-nitrat-Hexahydrat	5 Jahre	–	2
Cetrimid	5 Jahre	–	2
Cetylalkohol	5 Jahre	–	2
Cetylpalmitat	5 Jahre	–	2

Ausgangsstoff	Verwendbar-keitsfrist	Lagerung	Quelle
Cetylstearylalkohol	5 Jahre	–	2
Emulgierender Cetylstearylalkohol (Typ A)	5 Jahre	–	2
Emulgierender Cetylstearylalkohol (Typ B)	5 Jahre	–	2
Chinarinde	*3 Jahre*	*Vor Licht und Feuchtigkeit geschützt.*	*3*
	3 Jahre	–	21
Eingestellter Chinarindenfluidextrakt Ph. Eur.	3 Jahre	–	22
Chinarindenwein DAB 6	2 Jahre	–	22
Standardisierte Chinarindentinktur DAC	3 Jahre	–	22
Zusammengesetzte Chinatinktur DAB	*1 Jahr*	*Vor Licht geschützt, gut verschlossen.*	*3*
	3 Jahre	–	2
Chinidingluconat	5 Jahre	–	2
Chinidinhydrochlorid	5 Jahre	–	2
Chinidinsulfat	5 Jahre	–	2
Chinin	5 Jahre	–	2
Chinindihydrochlorid	5 Jahre	–	2
Chininhydrochlorid	5 Jahre	–	2
Chininhydrogensulfat	5 Jahre	–	2
Chininsulfat	5 Jahre	–	2
Chinolingelb	5 Jahre	–	2
Chloralhydrat	2 Jahre	–	2
Chloramphenicol	5 Jahre	–	2
Chloramphenicolhydrogensuccinat-Natrium	3 Jahre	–	2
Chloramphenicolpalmitat	5 Jahre	–	2
Chlordiazepoxid	5 Jahre	–	2
Chlordiazepoxidhydrochlorid	5 Jahre	–	2
Chlorhexidindiacetat	5 Jahre	–	2
Chlorhexidindigluconat-Lösung	1 Jahr	–	2
Chlorhexidindihydrochlorid	5 Jahre	–	2
Chlorkalk	5 Jahre	Vor Licht geschützt. Bei 2 bis 15 °C. Mindestens in Abständen von einem Jahr ist die Gehaltsbestimmung durchzuführen. Wässrige Lösungen der Substanz sind bei Bedarf frisch zu bereiten.	1
Chlormadinonacetat	10 Jahre	Vor Licht geschützt.	1
Chlorobutanol-Hemihydrat	5 Jahre	–	2
Chlorocresol	5 Jahre	Vor Licht geschützt.	1
Chloroquinphosphat	5 Jahre	–	2
Chlorpromazinhydrochlorid	3 Jahre	Retest nach 8 Monaten.	24
Chlortalidon	5 Jahre	–	36

Ausgangsstoff	Verwendbarkeitsfrist	Lagerung	Quelle
Chlortetracyclinhydrochlorid	3 Jahre	–	2
Chlorzoxazon	5 Jahre	–	2
Cholesterol	3 Jahre	–	2
Cholinchlorid	3 Jahre	–	2
Choriongonadotropin	3 Jahre	In sehr gut verschlossenen Gefäßen. Vor Licht geschützt. Kühl.	1
Ciclosporin	4 Jahre	Retest nach 2 Jahren.	31
Cimetidin	5 Jahre	–	36
Cimetidinhydrochlorid	5 Jahre	–	36
Cimicifugawurzelstock	3 Jahre	–	21
Cimicifugawurzelstockfluidextrakt 1:1 DAB 6	3 Jahre	–	22
Cimicifugawurzelstocktinktur 1:10	3 Jahre	–	22
Cimicifugawurzelstocktrockenextrakt	3 Jahre	Vor Licht und Feuchtigkeit geschützt.	29
Cinchocainhydrochlorid	5 Jahre	–	2
Cineol	5 Jahre	–	2
Cinnarizin	5 Jahre	–	2
Ciprofloxacin	5 Jahre	Höchstens 25 °C. Retest nach 2 Jahren.	37
Ciprofloxacinhydrochlorid	5 Jahre	Höchstens 25 °C. Retest nach 2 Jahren.	37
Citronellöl	2 Jahre	–	2
Citronenöl	2 Jahre	–	2
Citronensäure-Monohydrat	3 Jahre	–	2
Wasserfreie Citronensäure	5 Jahre	–	2
Citrullin	3 Jahre	–	2
Clenbuterolhydrochlorid	5 Jahre	–	1
Clindamycinhydrochlorid	5 Jahre	–	2
Clindamycin-2-dihydrogenphosphat	5 Jahre	–	2
Clioquinol	5 Jahre	–	2
Clobetasolpropionat	5 Jahre	–	2
Clobetasonbutyrat	5 Jahre	–	2
Clomipraminhydrochlorid	5 Jahre	–	2
Clonazepam	5 Jahre	–	2
Clonidinhydrochlorid	5 Jahre	–	38
Clorofen	5 Jahre	Vor Licht geschützt.	1
Clotrimazol	5 Jahre	–	36
Clozapin	5 Jahre	–	2
Cobaltchlorid	10 Jahre	–	1

Ausgangsstoff	Verwendbar-keitsfrist	Lagerung	Quelle
Cocain	5 Jahre	–	2
Cocainhydrochlorid	4 Jahre	Dicht verschlossen, vor Licht geschützt.	39
Codein	5 Jahre	–	2
Codeinhydrochlorid-Dihydrat	5 Jahre	–	2
Codeinphosphat-Hemihydrat	5 Jahre	–	40
Codeinphosphat-Sesquihydrat	5 Jahre	–	2
Codergocrinmesilat	3 Jahre	Bei 2 bis 8 °C.	2
Coffein	5 Jahre	Dicht verschlossen, vor Licht geschützt. Retest nach 4 Jahren.	30
Coffeincitrat	5 Jahre	–	2
Coffein-Natriumsalicylat	10 Jahre	Vor Licht geschützt.	1
Colchicin	5 Jahre	–	2
Colecalciferol	5 Jahre	Vor Licht geschützt. Bei 2 bis 15 °C. In evakuierten oder mit Stickstoff gefüllten Ampullen. Mindestens in Abständen von einem Jahr ist eine Prüfung durchzuführen.	1
Ölige Lösungen von Colecalciferol	1 Jahr	Bei 2 bis 8 °C.	2
Colistimethat-Natrium	2 Jahre	–	2
Colistinsulfat	3 Jahre	–	2
Collodium DAC	1 Jahr	–	2
Elastisches Collodium DAC	1 Jahr	–	2
Condurangorinde	3 Jahre	–	21
Condurangorindenfluidextrakt DAC	3 Jahre	–	22
Condurangorindentinktur 1:5 Erg.-B. 6	3 Jahre	–	22
Condurangorindenwein DAB 6	2 Jahre	–	22
Corticotropin	3 Jahre	In sehr gut verschlossenen Gefäßen. Vor Licht geschützt. Kühl.	1
Cortisonacetat	5 Jahre	–	2
Anionische hydrophile Creme DAB siehe Tab. 3			
Anionische hydrophile Creme SR DAC siehe Tab. 3			
Nichtionische hydrophile Creme DAB siehe Tab. 3			
Nichtionische hydrophile Creme SR DAC siehe Tab. 3			
Weiche Creme DAC siehe Tab. 3			
Cresol	10 Jahre	Vor Licht geschützt.	1
Cresolseifenlösung DAB 6	2 Jahre	–	2
Cumarin	3 Jahre	–	2

Ausgangsstoff	Verwendbarkeitsfrist	Lagerung	Quelle
Curcumawurzelstock	*Variabel, 0,5 % Verlust (absolut) an ätherischem Öl pro Jahr.*	*Vor Licht und Feuchtigkeit geschützt.*	*3*
	3 Jahre	–	21
Curcumawurzelstockfluidextrakt	3 Jahre	Höchstens 30 °C.	28
Curcumawurzelstocktinktur 1:5	3 Jahre	–	22
Cyanocobalamin	3 Jahre	–	2
Cyclizinhydrochlorid	5 Jahre	–	2
Cyclopentolathydrochlorid	3 Jahre	–	2
Cyclophosphamid	5 Jahre	In sehr gut verschlossenen Gefäßen.	1
Cystein	3 Jahre	–	2
Cysteinhydrochlorid-Monohydrat	3 Jahre	–	2
Cystin	3 Jahre	–	2

D

Ausgangsstoff	Verwendbarkeitsfrist	Lagerung	Quelle
Damianablätter	3 Jahre	–	21
Damianablätterfluidextrakt 1:1	3 Jahre	–	22
Dantrolen-Natrium	3 Jahre	–	2
Dapson	3 Jahre	–	2
Decyloleat	5 Jahre	–	2
Dehydrocholsäure	3 Jahre	–	2
Dehydroepiandrosteron	3 Jahre	–	2
Deptropincitrat	3 Jahre	–	2
Desipraminhydrochlorid	5 Jahre	–	2
Deslanosid	5 Jahre	–	1
Desoxycortonacetat	5 Jahre	–	2
Dexamethason	5 Jahre	–	2
Dexamethasondihydrogenphosphat-Dinatrium	1 Jahr	Im Exsikkator, vor Gebrauch verreiben.	2
Dexamfetaminhemisulfat	5 Jahre	–	2
Dexchlorpheniraminhydrogenmaleat	5 Jahre	–	2
Dexpanthenol	2 Jahre	–	2
Dextran 40, 60 und 70	5 Jahre	Dicht verschlossen.	41
Dextrin	5 Jahre	Mindestens in Abständen von 9 Monaten ist die Kaltwasserlöslichkeit zu prüfen.	1
Dextromethorphanhydrobromid	5 Jahre	–	2
Dextromoramidhydrogentartrat	5 Jahre	–	2
Diacetylmorphinhydrochlorid	5 Jahre	–	2

Ausgangsstoff	Verwendbar-keitsfrist	Lagerung	Quelle
Diazepam	5 Jahre	–	2
Dichlormethan	5 Jahre	–	2
Diclofenac-Kalium	5 Jahre	–	2
Diclofenac-Natrium	5 Jahre	–	36
Diclofenamid	3 Jahre	–	2
Diethylamin	2 Jahre	–	2
Diethylaminoethanol	5 Jahre	Vor Licht geschützt. Mindestens in Abständen von 6 Monaten ist auf unlösliche Verunreinigungen und Farbe zu prüfen.	1
Diethylaminsalicylat	3 Jahre	–	2
Diethylphthalat	5 Jahre	–	2
Diethyltoluamid	5 Jahre	–	2
Digitalis-purpurea-Blättertinktur 1:10	3 Jahre	–	22
Digitoxin	5 Jahre	–	1
Digoxin	5 Jahre	–	2
Dihydralazinsulfat	5 Jahre	–	1
Dihydrocodeinhydrochlorid	5 Jahre	–	2
Dihydrocodeinhydrogentartrat	5 Jahre	Vor Licht geschützt.	1
Dihydroergotaminmesilat	5 Jahre	In sehr gut verschlossenen Gefäßen. Vor Licht geschützt.	1
Dihydrotachysterol	5 Jahre	In mit einem indifferenten Gas gefüllten Ampullen. Vor Licht geschützt. Sehr kühl. Mindestens in Abständen von 6 Monaten ist die Substanz zu prüfen.	1
Dihydroxyaceton	5 Jahre	–	2
Dikaliumclorazepat	1 Jahr	Im Exsikkator, vor Gebrauch verreiben.	2
Dillfrüchte	3 Jahre	–	21
Dillspitzen	3 Jahre	–	21
Diltiazemhydrochlorid	5 Jahre	Dicht verschlossen, vor Licht geschützt.	20
Dimethylfumarat	5 Jahre	–	2
Dimethylsulfoxid	2 Jahre	–	2
Dimeticon	5 Jahre	–	2
Diphenhydraminhydrochlorid	5 Jahre	–	2
Diphenylcyclopropenon	3 Jahre	–	2
Diprophyllin	5 Jahre	–	2
Diptamwurzel	3 Jahre	–	21
Dipyridamol	5 Jahre	–	2
Disopyramid	5 Jahre	–	2
Disopyramidphosphat	5 Jahre	–	2
Disulfiram	5 Jahre	–	2

Ausgangsstoff	Verwendbarkeitsfrist	Lagerung	Quelle
Dithranol	5 Jahre	Dicht verschlossen, vor Licht geschützt, bei 2 bis 8 °C.	42
Dobutaminhydrochlorid	5 Jahre	–	2
Docusat-Natrium	5 Jahre	–	2
Domperidon	5 Jahre	–	2
Dopaminhydrochlorid	5 Jahre	–	2
Dostenkraut	3 Jahre	–	21
Dostenöl	2 Jahre	In dem Verbrauch angemessenen, vollständig gefüllten Gefäßen. Vor Licht geschützt.	1
Doxapramhydrochlorid	5 Jahre	–	2
Doxepinhydrochlorid	3 Jahre	–	2
Doxycyclin	4 Jahre	Vor Licht geschützt.	43
Doxycyclin-Monohydrat	3 Jahre	–	2
Doxycyclinhyclat	4 Jahre	Vor Licht geschützt.	43
Doxycyclinhydrochlorid	3 Jahre	–	2
Dronabinol	4 Jahre	Dicht verschlossen, vor Licht geschützt, in möglichst vollständig gefüllten Behältnissen oder unter Inertgas, bei Raumtemperatur.	71
Droperidol	3 Jahre	–	2

E

Ausgangsstoff	Verwendbarkeitsfrist	Lagerung	Quelle
Eberrautenkraut	3 Jahre	–	21
Eberrautenkrautfluidextrakt 1:1	3 Jahre	–	22
Eberwurz	3 Jahre	–	21
Eberwurzeltinktur 1:5	3 Jahre	–	22
Econazolnitrat	5 Jahre	–	2
Edelgamanderkraut	3 Jahre	–	21
Edelkastanienblätter	3 Jahre	–	21
Edrophoniumchlorid	3 Jahre	–	2
Efeublätter	3 Jahre	–	21
Efeublätterfluidextrakt 1:1	3 Jahre	–	22
Efeublättertrockenextrakt (ethanolisch)	3 Jahre	–	28
Ehrenpreiskraut	3 Jahre	–	21
Ehrenpreiskrauttinktur 1:5	3 Jahre	–	22
Eibischblätter	*3 Jahre*	*Vor Licht und Feuchtigkeit geschützt.*	*3*
	3 Jahre	–	21
Eibischblüten	3 Jahre	–	21
Eibischsirup DAC	1 Jahr	–	22
Eibischwurzel	*3 Jahre*	*Vor Licht und Feuchtigkeit geschützt.*	*3*
	3 Jahre	–	21

Ausgangsstoff	Verwendbarkeitsfrist	Lagerung	Quelle
Eibischwurzeltinktur 1:5	3 Jahre	–	22
Eibischwurzeltrockenextrakt (wässrig)	2 Jahre	Höchstens 25 °C.	28
Eichenrinde	*3 Jahre*	*Vor Licht und Feuchtigkeit geschützt.*	*3*
	3 Jahre	–	21
Eisen(III)-chlorid-Hexahydrat	2 Jahre	–	2
Eisen(III)-chlorid-Lösung	3 Jahre	–	22
Eisendextran	5 Jahre	Dicht verschlossen.	41
Eisen(II)-fumarat	5 Jahre	–	2
Eisen(II)-gluconat	3 Jahre	–	34
Eisenhutknollen	3 Jahre	–	21
Eingestellte Eisenhutknollentinktur 1:10 Erg.-B. 6	3 Jahre	–	22
Eisenkraut	3 Jahre	–	21
Eisen(II)-orotat	5 Jahre	–	2
Gelbes Eisen(III)-oxid	5 Jahre	–	2
Eisen(II)-sulfat	3 Jahre	–	2
Apfelsaure Eisentinktur DAB 6	3 Jahre	–	22
Aromatische Eisentinktur Erg.-B. 6	2 Jahre	–	22
Flüssiger Eisenzucker DAC	3 Jahre	–	22
Enziantinktur Ph. Eur.	3 Jahre	–	2
Enzianwurzel	*3 Jahre*	*Vor Licht und Feuchtigkeit geschützt.*	*3*
	3 Jahre	–	21
Enzianwurzelfluidextrakt 1:1 Erg.-B. 6	3 Jahre	–	22
Eosin-Natrium	5 Jahre	Vor Licht geschützt.	1
Ephedrakraut	3 Jahre	–	21
Ephedrakrauttinktur 1:5 Erg.-B. 6	3 Jahre	–	22
Benzoesäurehaltige Ephedrakrauttinktur Erg.-B. 6	3 Jahre	–	22
Wasserfreies Ephedrin	5 Jahre	Vor Licht geschützt.	1
Ephedrin-Hemihydrat	5 Jahre	–	2
Ephedrinhydrochlorid	5 Jahre	–	2
Racemisches Ephedrinhydrochlorid	5 Jahre	–	2
Ephedrinsulfat	5 Jahre	–	2
Epinephrinhydrogentartrat	3 Jahre	–	2
Epitizid	5 Jahre	–	2
Erdbeerblätter	3 Jahre	–	21

Ausgangsstoff	Verwendbarkeitsfrist	Lagerung	Quelle
Hydriertes Erdnussöl	2 Jahre	Vor Licht geschützt, bei höchstens 25 °C, in dicht verschlossenen, dem Verbrauch angemessenen, möglichst vollständig gefüllten Behältnissen oder unter Inertgas. In dieser Weise abgefüllte Öle dürfen zur Lagerung nicht mit Ölen im Anbruch gemischt werden. Retest nach 1 Jahr.	70
Raffiniertes Erdnussöl	3 Monate	Vor Licht geschützt, bei höchstens 25 °C, in dicht verschlossenen, dem Verbrauch angemessenen, möglichst vollständig gefüllten Behältnissen oder unter Inertgas. In dieser Weise abgefüllte Öle dürfen zur Lagerung nicht mit Ölen im Anbruch gemischt werden. Retest nach 3 Monaten.	70
Erdrauchkraut	*3 Jahre*	*Vor Licht und Feuchtigkeit geschützt.*	*3*
	3 Jahre	–	21
Erdrauchkrauttinktur 1:5 Erg.-B. 6	3 Jahre	–	22
Ergocalciferol	5 Jahre	Vor Licht geschützt. Kühl. In evakuierten oder mit Stickstoff gefüllten Ampullen. Mindestens in Abständen von einem Jahr ist die Substanz zu prüfen.	1
Ergometrinhydrogenmaleat	2 Jahre	Bei 2 bis 8 °C.	2
Ergotamintartrat	2 Jahre	Bei 2 bis 8 °C.	2
Erythromycin	4 Jahre	Gut verschlossen, höchstens 30 °C.	44
Erythromycinethylsuccinat	4 Jahre	Gut verschlossen, höchstens 30 °C.	44
Erythrosin-Natrium	5 Jahre	Vor Licht geschützt.	1
Eschenblätter	3 Jahre	–	21
Eschenrinde	3 Jahre	–	21
Wasserfreie Essigsäure	5 Jahre	–	2
Essigsäure 99 %	5 Jahre	–	2
Essigsäure 30 %	5 Jahre	–	2
Essigsäure 6 %	1 Jahr	–	2
Estradiol	5 Jahre	–	2
Estradiolbenzoat	5 Jahre	–	2
Estradiolvalerat	10 Jahre	Vor Licht geschützt.	1
Estriol	5 Jahre	–	2
Ethacridinlactat-Monohydrat	3 Jahre	–	2
Ethambutoldihydrochlorid	5 Jahre	–	1
Wasserfreies Ethanol	1 Jahr	–	2
Ethanol 96 % (V/V)	3 Jahre	–	2
Ethanol 90 % (V/V)	3 Jahre	–	22
Ethanol 70 % und 80 % (V/V)	*3 Jahre*	*Leicht entzündlich, von Zündquellen fern halten, dicht verschlossen.*	*3*
Ethanol 70 % und 80 % (V/V) vergällt mit Butan-2-on (Ethylmethylketon)	*3 Jahre*	*Leicht entzündlich, von Zündquellen fern halten, dicht verschlossen.*	*3*
Ethanol-Wasser-Gemische DAB siehe Tab. 3			

Ausgangsstoff	Verwendbarkeitsfrist	Lagerung	Quelle
Ether	3 Jahre	–	2
Etherweingeist DAC	1 Jahr	–	22
Ethinylestradiol	5 Jahre	Dicht verschlossen, vor Licht geschützt, bei 15 bis 25 °C.	45
Ethosuximid	5 Jahre	–	46
Ethylacetat	5 Jahre	–	2
Ethylendiamin	5 Jahre	In sehr gut verschlossenen Gefäßen. Vor Licht geschützt.	1
Ethylenglycolsalicylat	3 Jahre	–	2
2-Ethylhexyllaurat	5 Jahre	–	1
Ethyl-4-hydroxybenzoat	5 Jahre	–	2
Ethylmorphinhydrochlorid	10 Jahre	Vor Licht geschützt.	1
Ethyloleat	5 Jahre	In dem Verbrauch angemessenen, vollständig gefüllten Gefäßen. Vor Licht geschützt. Bei 2 bis 15 °C. In Abständen von einem Jahr ist die Peroxidzahl zu bestimmen.	1
Etilefrinhydrochlorid	5 Jahre	Vor Licht geschützt.	1
Etofyllin	10 Jahre	–	1
Etomidat	5 Jahre	–	1
Etoposid	3 Jahre	Retest nach 2 Jahren.	31
Eucalyptusblätter	*Variabel, 0,2 % Verlust (absolut) an ätherischem Öl pro Jahr.*	*Vor Licht und Feuchtigkeit geschützt.*	*3*
	2 Jahre	–	21
Eucalyptusöl	*3 Jahre*	*Vor Licht geschützt, dicht verschlossen.*	*3*
	2 Jahre	–	2
Eucalyptustinktur DAC	3 Jahre	–	22
Eugenol	2 Jahre	–	2
F			
Färberdistelblüten	2 Jahre	–	21
Raffiniertes Färberdistelöl	3 Monate	Vor Licht geschützt, bei höchstens 25 °C, in dicht verschlossenen, dem Verbrauch angemessenen, möglichst vollständig gefüllten Behältnissen oder unter Inertgas. In dieser Weise abgefüllte Öle dürfen zur Lagerung nicht mit Ölen im Anbruch gemischt werden. Retest nach 3 Monaten.	70
Färberginsterkraut	3 Jahre	–	21
Fampridin	3 Jahre	–	2
Farnwurzel	3 Jahre	–	21
Faulbaumrinde	*3 Jahre*	*Vor Licht und Feuchtigkeit geschützt.*	*3*
	3 Jahre	–	21

Ausgangsstoff	Verwendbarkeitsfrist	Lagerung	Quelle
Faulbaumrindenfluidextrakt 1:1 DAB 6	1,5 Jahre	–	21
Faulbaumrindentinktur 1:5	1,5 Jahre	–	22
Felodipin	5 Jahre	Dicht verschlossen, vor Licht geschützt, Retest nach einem Jahr.	47
Bitterer Fenchel	*1 Jahr*	*Vor Licht und Feuchtigkeit geschützt.*	*3*
	3 Jahre	–	21
Fenchelfrüchtefluidextrakt 1:1	3 Jahre	–	22
Fenchelhonig Erg.-B. 6	2 Jahre	–	22
Fenchelöl	2 Jahre	In dem Verbrauch angemessenen, vollständig gefüllten Gefäßen. Vor Licht geschützt.	1
Fenchelsirup Erg.-B. 6	2 Jahre	–	22
Fencheltinktur	5 Jahre	Vor Licht geschützt.	1
Zusammengesetzte Fencheltinktur Erg.-B. 6	3 Jahre	–	22
Fenchelwasser DAB 6	1 Jahr	–	22
Fenoterolhydrobromid	4 Jahre	Vor Licht geschützt. Retest nach 4 Jahren.	48
Fentanylcitrat	5 Jahre	–	2
Fichtennadeln	3 Jahre	–	21
Omega-3-Säuren-reiches Fischöl	3 Monate	Vor Licht geschützt, bei höchstens 25 °C, in dicht verschlossenen, dem Verbrauch angemessenen, möglichst vollständig gefüllten Behältnissen oder unter Inertgas. In dieser Weise abgefüllte Öle dürfen zur Lagerung nicht mit Ölen im Anbruch gemischt werden. Retest nach 3 Monaten.	70
Flohsamen	*3 Jahre*	*Vor Licht und Feuchtigkeit geschützt.*	*3*
	3 Jahre	–	21
Indische Flohsamen	*3 Jahre*	*Vor Licht und Feuchtigkeit geschützt.*	*3*
	3 Jahre	–	21
Flucloxacillin-Natrium	2 Jahre	Höchstens 25 °C.	27
Fludrocortisonacetat	5 Jahre	–	2
Flumetasonpivalat	5 Jahre	–	2
Flunarizindihydrochlorid	5 Jahre	–	2
Flunitrazepam	5 Jahre	–	2
Fluocinolonacetonid	5 Jahre	–	2
Fluorescein-Dinatrium	3 Jahre	–	2
Fluorouracil	3 Jahre	–	2
Fluoxetinhydrochlorid	5 Jahre	–	49
Fluphenazindecanoat	2 Jahre	–	2
Fluphenazindihydrochlorid	5 Jahre	–	2
Flurazepam	5 Jahre	–	2
Flurazepamhydrochlorid	5 Jahre	–	2

Ausgangsstoff	Verwendbarkeitsfrist	Lagerung	Quelle
Flurbiprofen	5 Jahre	–	2
Flutamid	3 Jahre	–	2
Flutrimazol	5 Jahre	Vor Licht geschützt.	50
Folsäure	3 Jahre	–	2
Formaldehyd-Lösung 35 %	3 Jahre	–	2
Framycetinsulfat	5 Jahre	–	2
Franzbranntwein SZ	*3 Jahre*	*Vor Feuer schützen. Gut verschlossen.*	*3*
Franzbranntwein mit ätherischem Öl SZ	*Mindestens ein Jahr*	*Vor Feuer schützen. Gut verschlossen.*	*3*
	3 Jahre	–	22
Franzbranntwein mit Campher SZ	3 Jahre	–	22
Franzbranntwein mit Menthol SZ	3 Jahre	–	22
Franzbranntweine 36 bis 45 % (V/V) DAC 1979	3 Jahre	–	22
Frauenmantelkraut	*3 Jahre*	*Vor Licht und Feuchtigkeit geschützt.*	*3*
	3 Jahre	–	21
Frauenmantelkrautfluidextrakt 1:1	3 Jahre	–	22
Frauenmantelkrauttinktur 1:5	3 Jahre	–	22
Fructose	5 Jahre	–	2
Fuchsin N	5 Jahre	–	2
Fumarsäure	5 Jahre	–	2
Furazolidon	5 Jahre	Vor Licht geschützt.	1
Furosemid	3 Jahre	–	2

G

Ausgangsstoff	Verwendbarkeitsfrist	Lagerung	Quelle
Gänseblümchen	3 Jahre	–	21
Gänsefingerkraut	*3 Jahre*	*Vor Licht und Feuchtigkeit geschützt.*	*3*
	3 Jahre	–	21
Gänsefingerkrautfluidextrakt 1:1	3 Jahre	–	22
Gänsefingerkrauttinktur 1:5	3 Jahre	–	22
Galactose	5 Jahre	–	2
Galgantwurzelstock	3 Jahre	–	21
Galgantwurzelstocktinktur 1:5	3 Jahre	–	22
Galläpfeltinktur 1:5 DAB 6	3 Jahre	–	22
Gallamintriethiodid	5 Jahre	–	2
Samenfreie Gartenbohnenhülsen (Bohnenschalen)	*3 Jahre*	*Vor Licht und Feuchtigkeit geschützt.*	*3*
Geißrautenkraut	3 Jahre	–	21
Gelatine	5 Jahre	–	2

Ausgangsstoff	Verwendbarkeitsfrist	Lagerung	Quelle
Javanische Gelbwurz	3 Jahre	–	21
Gelsemiumwurzelstocktinktur 1:10 Erg.-B. 6	3 Jahre	–	22
Gentamicinsulfat	5 Jahre	–	2
Geraniumöl	2 Jahre	–	2
Gewürznelken	2 Jahre	–	21
Gewürznelkentinktur 1:5 Erg.-B. 6	3 Jahre	–	22
Gewürzsumachwurzelrinde	3 Jahre	–	21
Gewürzsumachwurzelrindentinktur Erg.-B. 6	3 Jahre	–	22
Ginkgoblätter	3 Jahre	–	21
Ginkgoblätterfluidextrakt 1:1	3 Jahre	–	22
Ginkgoblättertinktur 1:5	3 Jahre	–	22
Ginsengtinktur DAC	3 Jahre	–	22
Ginsengwurzel	3 Jahre	–	21
Glibenclamid	5 Jahre	–	2
Glipizid	5 Jahre	–	50
Glucono-δ-lacton	5 Jahre	–	2
Wasserfreie Glucose	5 Jahre	–	2
Glucose-Monohydrat	5 Jahre	–	2
Glutamin	3 Jahre	–	2
Glutaminsäure	5 Jahre	–	2
Glutaraldehyd-Lösung 25 %	3 Jahre	Bei 2 bis 8 °C.	2
Glutathion	3 Jahre	–	2
Glycerol	3 Jahre	–	2
Glycerol 85 %	5 Jahre	–	2
Glycerolmonooleat	5 Jahre	–	2
Glycerolmonostearate	5 Jahre	–	2
Glyceroltrinitrat-Lösung Ph. Eur.	3 Jahre	Bei 2 bis 8 °C.	2
Glycin	5 Jahre	–	2
Glycopyrroniumbromid	5 Jahre	–	2
Glycyrrhetinsäure	5 Jahre	–	2
Goldrutenkrautfluidextrakt 1:1	3 Jahre	–	22
Goldrutenkrauttinktur 1:5	3 Jahre	–	22
Goldrutenkrauttrockenextrakt (wässrig)	3 Jahre	Vor Licht und Feuchtigkeit geschützt.	29
Gramicidin	3 Jahre	–	2
Granatrinde	3 Jahre	–	21
Grindeliakrautfluidextrakt 1:1 Erg.B. 6	3 Jahre	–	22
Griseofulvin	5 Jahre	–	1

Ausgangsstoff	Verwendbarkeitsfrist	Lagerung	Quelle
Viskose Grundlösung DAC siehe Tab. 4			
Guaifenesin	5 Jahre	–	51
Guajacol	10 Jahre	Vor Licht geschützt.	1
Guajakholz	3 Jahre	–	21
Guajakholztinktur 1:5 Erg.-B. 6	3 Jahre	–	22
Guajazulen	5 Jahre	In dem Verbrauch angemessenen, vollständig gefüllten Gefäßen. Vor Licht geschützt.	1
Guanethidinmonosulfat	3 Jahre	–	2
Guanosin	5 Jahre	–	1
Arabisches Gummi	3 Jahre	–	21
Gundelrebenkraut	3 Jahre	–	21
H			
Haferfrüchtetinktur 1:5	3 Jahre	–	22
Haferstroh	3 Jahre	–	21
Haferstrohtinktur 1:5	3 Jahre	–	22
Hagebutten	3 Jahre	–	21
Hagebuttenkerne	3 Jahre	–	21
Raffiniertes Hagebuttenkernöl	6 Monate	Vor Licht geschützt, bei höchstens 25 °C, in dicht verschlossenen, dem Verbrauch angemessenen, möglichst vollständig gefüllten Behältnissen oder unter Inertgas. In dieser Weise abgefüllte Öle dürfen zur Lagerung nicht mit Ölen im Anbruch gemischt werden. Retest nach 3 Monaten.	70
Hagebuttenschalen	3 Jahre	–	21
Haloperidol	3 Jahre	–	2
Haloperidoldecanoat	3 Jahre	–	2
Hamamelisblätter	*3 Jahre*	*Vor Licht und Feuchtigkeit geschützt.*	*3*
	3 Jahre	–	21
Hamamelisblätterfluidextrakt DAC	2 Jahre	–	22
Hamamelisblättertinktur 1:5	3 Jahre	–	22
Hamamelisrinde	*3 Jahre*	*Vor Licht und Feuchtigkeit geschützt.*	*3*
Hamamelisrindenfluidextrakt 1:1 Erg.-B. 6	3 Jahre	–	2
Hamamelisrindentinktur 1:5	3 Jahre	–	22
Hamameliswasser Erg.-B. 6	1 Jahr	–	22
Hanföl	6 Monate	Vor Licht geschützt, bei höchstens 25 °C, in dicht verschlossenen, dem Verbrauch angemessenen, möglichst vollständig gefüllten Behältnissen oder unter Inertgas. In dieser Weise abgefüllte Öle dürfen zur Lagerung nicht mit Ölen im Anbruch gemischt werden. Retest nach 3 Monaten.	70
Harnstoff	5 Jahre	–	2

Ausgangsstoff	Verwendbar-keitsfrist	Lagerung	Quelle
Harnstoffperoxid	1 Jahr	Vor Licht geschützt. Bei 2 bis 15 °C.	1
Hartfett	5 Jahre	–	2
Halbfestes Hartfett siehe Tab. 3			
Hartparaffin	5 Jahre	–	2
Haselnussblätter	3 Jahre	–	21
Hauhechelwurzel	*3 Jahre*	*Vor Licht und Feuchtigkeit geschützt.*	*3*
	3 Jahre	–	21
Hauhechelwurzelfluidextrakt 1:1	3 Jahre	–	22
Hauhechelwurzeltinktur 1:5	3 Jahre	–	22
Hydrophile Hautemulsionsgrundlage NRF siehe Tab. 3			
Medizinische Hefe	1 Jahr	–	2
Heideblüten	3 Jahre	–	21
Heidekraut	3 Jahre	–	21
Heidelbeerblätter	3 Jahre	–	21
Heidelbeerblätterfluidextrakt 1:1	3 Jahre	–	22
Heidelbeeren	*3 Jahre*	*Vor Licht und Feuchtigkeit geschützt.*	*3*
Getrocknete Heidelbeeren	3 Jahre	–	21
Hennablätterpulver	3 Jahre	–	21
Heparin-Natrium	2 Jahre	–	2
Heptobarbital	5 Jahre	–	2
Herbstzeitlosensamen	3 Jahre	–	21
Herbstzeitlosensamentinktur 1:10 DAB 6	3 Jahre	–	22
Herzgespannkraut	3 Jahre	–	21
Herzgespannkrautfluidextrakt 1:1	2 Jahre	–	22
Heublumen	5 Jahre	–	21
Hexobarbital	5 Jahre	–	2
Hexobarbital-Natrium	5 Jahre	In Ampullen. Vor Licht geschützt. Wässrige Lösungen der Substanz sind nicht länger als 120 Minuten haltbar.	1
Hibiscusblüten	3 Jahre	–	21
Himbeerblätter	3 Jahre	–	21
Himbeersirup	1 Jahr	–	2
Hirtentäschelkraut	*3 Jahre*	*Vor Licht und Feuchtigkeit geschützt.*	*3*
	3 Jahre	–	21
Hirtentäschelkrautfluidextrakt 1:1 Erg.B. 6	3 Jahre	–	22
Rademachersche Hirtentäschelkrauttinktur Erg.-B. 6	3 Jahre	–	22
Histamindihydrochlorid	3 Jahre	–	2

Ausgangsstoff	Verwendbarkeitsfrist	Lagerung	Quelle
Histaminphosphat	5 Jahre	–	2
Histidin	3 Jahre	Retest nach 3 Jahren.	23
Histidinhydrochlorid-Monohydrat	3 Jahre	Retest nach 3 Jahren.	23
Hohlzahnkraut	3 Jahre	–	21
Holunderbeeren	3 Jahre	–	21
Holunderblüten	*3 Jahre*	*Vor Licht und Feuchtigkeit geschützt.*	*3*
	2 Jahre	–	21
Gepulverte Holzkohle	3 Jahre	–	21
Holzteer	5 Jahre	–	2
Homatropinhydrobromid	5 Jahre	–	2
Homatropinmethylbromid	5 Jahre	–	2
Honig Ph. Eur.	2 Jahre	–	22
Hopfendrüsen	2 Jahre	–	21
Hopfenzapfen	*3 Jahre*	*Vor Licht und Feuchtigkeit geschützt.*	*3*
	Ganz 2 Jahre, geschnitten 3 Jahre.	–	21
Hopfenzapfentinktur 1:5	3 Jahre	–	22
Huflattichblätter	3 Jahre	–	21
Huflattichblüten	3 Jahre	–	21
Hydralazinhydrochlorid	5 Jahre	–	2
Hydrochinon	3 Jahre	–	2
Hydrochlorothiazid	5 Jahre	–	2
Hydrocortison	5 Jahre	–	2
Hydrocortisonacetat	5 Jahre	–	2
Hydrocortisonbutyrat	5 Jahre	–	2
Hydrocortisonhydrogensuccinat	5 Jahre	–	2
Hydrocortisondihydrogenphosphat-Dinatrium	1 Jahr	–	2
Hydrocortisonsuccinat-Natrium	1 Jahr	–	2
Hydromorphonhydrochlorid	5 Jahre	–	2
Hydroxocobalaminhydrochlorid	3 Jahre	–	2
Hydroxychinolin	5 Jahre	Vor Licht geschützt.	1
Hydroxychinolinsulfat	10 Jahre	Vor Licht geschützt.	1
Hydroxyethylcellulose	3 Jahre	–	2
Hydroxyethylcellulosegel DAB siehe Tab. 3			
11α-Hydroxyprogesteron	5 Jahre	–	2
17α-Hydroxyprogesteron	5 Jahre	–	2
17α-Hydroxyprogesteroncaproat	5 Jahre	Vor Licht geschützt.	1

Ausgangsstoff	Verwendbarkeitsfrist	Lagerung	Quelle
Hydroxyzinhydrochlorid	5 Jahre	–	2
Hyoscyamin	5 Jahre	Vor Licht geschützt.	1
Eingestellter Hyoscyamusblätterdickextrakt	5 Jahre	–	2
Hyoscyamusblätteröl DAB 6	2 Jahre	–	22
Eingestellte Hyoscyamusblättertinktur 1:10 Erg.-B. 6	3 Jahre	–	22
Hypromellose	3 Jahre	–	2
Hypromellose-Haftpaste 40 % NRF siehe Tab. 3			
I			
Ibuprofen	3 Jahre	Retest nach 3 Jahren.	52
Idoxuridin	5 Jahre	–	2
Ilexblätter	3 Jahre	–	21
Imipraminhydrochlorid	5 Jahre	–	2
Indapamid	5 Jahre	Vor Licht geschützt.	25
Indigokarmin	5 Jahre	–	2
Indometacin	5 Jahre	–	2
Indozyaningrün	5 Jahre	In sehr gut verschlossenen Gefäßen. Vor Licht geschützt.	1
Ingwertinktur 1:5 DAC	3 Jahre	–	22
Ingwerwurzelstock	3 Jahre	–	21
Inosin	5 Jahre	–	2
***myo*-Inositol**	5 Jahre	–	2
Insektenblüten	3 Jahre	–	21
Iod	5 Jahre	–	2
Ethanolhaltige Iod-Lösung DAB	*3 Jahre*	–	*3*
	3 Jahre	–	22
Iodoform	5 Jahre	–	2
Iohexol	3 Jahre	Vor Licht geschützt.	53
Eingestellter Ipecacuanhafluidextrakt Ph. Eur.	3 Jahre	–	22
Eingestellte Ipecacuanhatinktur Ph. Eur.	3 Jahre	–	22
Ipecacuanhawurzel	3 Jahre	–	21
Ipratropiumbromid	3 Jahre	Vor Licht geschützt. Retest nach 3 Jahren.	48
Isobornylacetat	5 Jahre	Vor Licht geschützt.	1
Isoleucin	3 Jahre	Retest nach 3 Jahren.	23
Isoniazid	5 Jahre	–	2
Isoprenalinsulfat	3 Jahre	–	2

Ausgangsstoff	Verwendbarkeitsfrist	Lagerung	Quelle
Isopropylmyristat	5 Jahre	–	2
Isosorbid	5 Jahre	–	2
Verdünntes Isosorbiddinitrat	5 Jahre	–	2
Isoxuprinhydrochlorid	5 Jahre	–	2
J			
Jasminblüten	2 Jahre	–	21
Schwarze-Johannisbeere-Blätter	3 Jahre	–	21
Raffiniertes Schwarze-Johannisbeere-Samenöl	3 Monate	Vor Licht geschützt, bei höchstens 25 °C, in dicht verschlossenen, dem Verbrauch angemessenen, möglichst vollständig gefüllten Behältnissen oder unter Inertgas. In dieser Weise abgefüllte Öle dürfen zur Lagerung nicht mit Ölen im Anbruch gemischt werden. Retest nach 3 Monaten.	70
Schwarze Johannisbeeren	3 Jahre	–	21
Johannisbrot	3 Jahre	–	21
Johannisbrotkerne	3 Jahre	–	21
Johanniskraut	*3 Jahre*	*Vor Licht und Feuchtigkeit geschützt.*	*3*
	3 Jahre	–	21
Johanniskrautfluidextrakt 1:1	3 Jahre	–	22
Johanniskrautöl	6 Monate	Vor Licht geschützt, bei höchstens 25 °C, in dicht verschlossenen, dem Verbrauch angemessenen, möglichst vollständig gefüllten Behältnissen oder unter Inertgas. In dieser Weise abgefüllte Öle dürfen zur Lagerung nicht mit Ölen im Anbruch gemischt werden. Retest nach 3 Monaten.	70
Johanniskrauttinktur 1:5	3 Jahre	–	22
Natives Jojobawachs	2 Jahre	Vor Licht geschützt, bei höchstens 25 °C, in dicht verschlossenen, dem Verbrauch angemessenen, möglichst vollständig gefüllten Behältnissen oder unter Inertgas. In dieser Weise abgefüllte Öle dürfen zur Lagerung nicht mit Ölen im Anbruch gemischt werden. Retest nach 1 Jahr.	70
Raffiniertes Jojobawachs	2 Jahre	Vor Licht geschützt, bei höchstens 25 °C, in dicht verschlossenen, dem Verbrauch angemessenen, möglichst vollständig gefüllten Behältnissen oder unter Inertgas. In dieser Weise abgefüllte Öle dürfen zur Lagerung nicht mit Ölen im Anbruch gemischt werden. Retest nach 1 Jahr.	70
K			
Kakaobutter	2 Jahre	–	2
Entöltes Kakaopulver	2 Jahre	–	21
Kakaoschalen	3 Jahre	–	21
Kaliseife	2 Jahre	–	2
Kaliseifenspiritus DAB 6	2 Jahre	–	22

Ausgangsstoff	Verwendbar-keitsfrist	Lagerung	Quelle
Kaliumacetat	3 Jahre	Im Exsikkator, vor Gebrauch verreiben.	2
Kaliumacetat-Lösung DAB 6	2 Jahre	–	22
Kaliumbromid	5 Jahre	–	2
Kaliumcarbonat	3 Jahre	Im Exsikkator, vor Gebrauch verreiben.	2
Kaliumchlorat	5 Jahre	–	2
Kaliumchlorid	5 Jahre	–	2
Kaliumcitrat	5 Jahre	–	2
Kaliumclavulanat	2 Jahre	Gut verschlossen, höchstens 5 °C, vor Licht geschützt.	44
Verdünntes Kaliumclavulanat (Verreibungen mit mikrokristalliner Cellulose oder Siliciumdioxid)	2 Jahre	Bei 5 °C.	54
Kaliumdihydrogenphosphat	5 Jahre	–	2
Kaliumgluconat	5 Jahre	–	2
Racemisches Kaliumhydrogenaspartat-Hemihydrat	3 Jahre	–	2
Kaliumhydrogencarbonat	5 Jahre	–	2
Kaliumhydrogentartrat	5 Jahre	–	2
Kaliumhydroxid	3 Jahre	–	2
Kaliumiodid	5 Jahre	–	2
Kaliummetabisulfit	3 Jahre	–	2
Kaliummonohydrogenphosphat	5 Jahre	–	2
Kaliumnatriumtartrat-Tetrahydrat	3 Jahre	–	2
Kaliumnitrat	5 Jahre	–	2
Kaliumorotat	5 Jahre	–	2
Kaliumperchlorat	5 Jahre	–	2
Kaliumpermanganat	5 Jahre	–	2
Kaliumsorbat	5 Jahre	–	2
Kaliumsulfat	10 Jahre	–	1
Kalkwasser DAB 6	1 Jahr	–	2
Kalmusöl	2 Jahre	In dem Verbrauch angemessenen, vollständig gefüllten Gefäßen. Vor Licht geschützt.	1
Kalmuswurzelstock	3 Jahre	–	21
Kalmuswurzelstockfluidextrakt 1:1	3 Jahre	–	22
Kalmuswurzelstocktinktur 1:5 DAB 6	3 Jahre	–	22
Römische Kamille	*Variabel, 0,6 % Verlust (absolut) an ätherischem Öl pro Jahr.*	*Vor Licht und Feuchtigkeit geschützt.*	3
	2 Jahre	–	21

Ausgangsstoff	Verwendbarkeitsfrist	Lagerung	Quelle
Kamillenblüten	*Variabel, 0,25 % Verlust (absolut) an ätherischem Öl pro Jahr.*	*Vor Licht und Feuchtigkeit geschützt.*	*3*
	2 Jahre	–	21
Fettes Kamillenblütenöl Erg.-B. 6	2 Jahre	–	22
Kamillenblütentinktur 1:5 Erg.-B. 6	3 Jahre	–	22
Kamillenfluidextrakt Ph. Eur.	3 Jahre	–	22
Kamillenwasser Erg.-B. 6	1 Jahr	–	22
Kanamycinmonosulfat	5 Jahre	–	2
Kap-Aloe	3 Jahre	–	21
Kardamomenfrüchte	3 Jahre	–	21
Kardamomtinktur 1:5 Erg.-B. 6	3 Jahre	–	22
Karmin (sterilisiert)	5 Jahre	–	2
Karmin (nicht sterilisiert)	1 Jahr	–	2
Karmelitergeist DAB 6	2 Jahre	–	22
Kartoffelstärke	5 Jahre	–	2
Kaskarillrinde	3 Jahre	–	21
Kaskarillrindentinktur 1:5 Erg.-B. 6	3 Jahre	–	22
Kastanienblätterfluidextrakt 1:1 Erg.-B. 6	3 Jahre	–	22
Katechutinktur 1:5 DAB 6	3 Jahre	–	22
Kerbel	3 Jahre	–	21
Ketaminhydrochlorid	5 Jahre	–	1
Ketoconazol	5 Jahre	–	2
Ketotifenhydrogenfumarat	3 Jahre	–	2
Kiefernnadelöl	*3 Jahre*	*Dicht verschlossen.*	*3*
	2 Jahre	–	2
Kiefernsprossen	3 Jahre	–	21
Gereinigte Kieselerde	10 Jahre	–	1
Kinderpulver DAB 6	2 Jahre	–	21
Kirschlorbeerwasser	1 Jahr	–	2
Kirschsirup	2 Jahre	In dem Verbrauch angemessenen, vollständig gefüllten Gefäßen. Kühl.	1
Klatschmohnblüten	3 Jahre	–	21
Klettenblätter	3 Jahre	–	21
Klettenwurzel	3 Jahre	–	21
Klettenwurzeltinkur 1:5	3 Jahre	–	22

Ausgangsstoff	Verwendbarkeitsfrist	Lagerung	Quelle
Knoblauchzwiebeltinktur 1:2 Erg.-B. 6	3 Jahre	–	22
Medizinische Kohle	5 Jahre	–	2
Kolasamen	3 Jahre	–	21
Kolasamenfluidextrakt 1:1 Erg.-B. 6	3 Jahre	–	22
Raffiniertes Kokosfett	2 Jahre	Vor Licht geschützt, bei höchstens 25 °C, in dicht verschlossenen, dem Verbrauch angemessenen, möglichst vollständig gefüllten Behältnissen oder unter Inertgas. In dieser Weise abgefüllte Öle dürfen zur Lagerung nicht mit Ölen im Anbruch gemischt werden. Retest nach 1 Jahr.	70
Kolophonium	5 Jahre	–	21
Koriander	*Variabel, 0,1 % Verlust (absolut) an ätherischem Öl pro Jahr.*	*Vor Licht und Feuchtigkeit geschützt.*	*3*
	3 Jahre	–	21
Korianderfrüchtetinktur DAC	3 Jahre	–	22
Kornblumenblüten	3 Jahre	–	21
Krauseminzblätter	2 Jahre	–	21
Krauseminzwasser Erg.-B. 6	6 Monate	–	22
Kreuzdornbeeren	*3 Jahre*	*Vor Licht und Feuchtigkeit geschützt.*	*3*
	3 Jahre	–	21
Kreuzkümmel	3 Jahre	–	21
Kubeben	3 Jahre	–	21
Küchenschellenkraut	3 Jahre	–	21
Kühlcreme DAB siehe Tab. 3			
Kümmel	*Variabel, 0,3 % Verlust (absolut) an ätherischem Öl pro Jahr.*	*Vor Licht und Feuchtigkeit geschützt.*	*3*
	3 Jahre	–	21
Kümmelfrüchtetinktur 1:5	3 Jahre	–	22
Kümmelöl	2 Jahre	–	2
Kürbissamen	*3 Jahre*	*Vor Licht und Feuchtigkeit geschützt.*	*3*
Kürbissamentrockenextrakt (ethanolisch)	3 Jahre	–	28
Kupfersulfat-Pentahydrat	5 Jahre	–	2

L

Ausgangsstoff	Verwendbarkeitsfrist	Lagerung	Quelle
Echtes Labkraut	3 Jahre	–	21

Ausgangsstoff	Verwendbarkeitsfrist	Lagerung	Quelle
Lachsöl vom Zuchtlachs	3 Monate	Vor Licht geschützt, bei höchstens 25 °C, in dicht verschlossenen, dem Verbrauch angemessenen, möglichst vollständig gefüllten Behältnissen oder unter Inertgas. In dieser Weise abgefüllte Öle dürfen zur Lagerung nicht mit Ölen im Anbruch gemischt werden. Retest nach 3 Monaten.	70
Lactose-Monohydrat	5 Jahre	–	2
Wasserfreie Lactose	*3 Jahre*	–	*3*
	5 Jahre	–	2
Lactulose-Sirup	3 Jahre	–	55
Lärchenschwamm	3 Jahre	–	21
Lakritz in Stangen	3 Jahre	–	21
Lanolin DAB siehe Tab. 3			
Lapachoholz	3 Jahre	–	21
Lauromacrogol 400	3 Jahre	–	2
Lavendelblüten	*2 Jahre*	*Vor Licht und Feuchtigkeit geschützt.*	*3*
	2 Jahre	–	21
Lavendelblütenfluidextrakt 1:1	3 Jahre	–	22
Lavendelblütentinktur 1:5	3 Jahre	–	22
Lavendelöl	2 Jahre	–	2
Lavendelspiritus DAB 6	1 Jahr	–	22
Lebensbaumtinktur 1:10 Erg.-B. 6	3 Jahre	–	22
Leberblümchenkraut	3 Jahre	–	21
Lebertran	*1,5 Jahre*	*Gut verschlossen und nicht über 25 °C. Angebrochene Flaschen sollten innerhalb von 4 Wochen verbraucht werden.*	*3*
Lebertran (Typ A und B)	3 Monate	Vor Licht geschützt, bei höchstens 25 °C, in dicht verschlossenen, dem Verbrauch angemessenen, möglichst vollständig gefüllten Behältnissen oder unter Inertgas. In dieser Weise abgefüllte Öle dürfen zur Lagerung nicht mit Ölen im Anbruch gemischt werden. Retest nach 3 Monaten.	70
Leinkraut	3 Jahre	–	21
Natives Leinöl	3 Monate	Vor Licht geschützt, bei höchstens 25 °C, in dicht verschlossenen, dem Verbrauch angemessenen, möglichst vollständig gefüllten Behältnissen oder unter Inertgas. In dieser Weise abgefüllte Öle dürfen zur Lagerung nicht mit Ölen im Anbruch gemischt werden. Retest nach 3 Monaten.	70
Leinsamen	*2 Jahre*	*Vor Licht und Feuchtigkeit geschützt.*	*3*
	3 Jahre	–	21
Lemongras	3 Jahre	–	21
Leucin	3 Jahre	–	2
Levamisolhydrochlorid	3 Jahre	–	2

Ausgangsstoff	Verwendbarkeitsfrist	Lagerung	Quelle
Levocarnithin	3 Jahre	–	2
Levocarnithinhydrochlorid	3 Jahre	–	2
Levodopa	3 Jahre	–	2
Levomenthol	5 Jahre	–	2
Levomepromazinmaleat	4 Jahre	Retest nach 2 Jahren.	24
Levonorgestrel	5 Jahre	Vor Licht geschützt.	49
Levothyroxin	5 Jahre	Höchstens 25 °C, vor Licht geschützt.	26
Levothyroxin-Natrium	3 Jahre	–	2
Lidocain	5 Jahre	–	2
Lidocainhydrochlorid	5 Jahre	–	2
Liebstöckelwurzel	*Variabel, 0,1 % Verlust (absolut) an ätherischem Öl pro Jahr.*	*Vor Licht und Feuchtigkeit geschützt.*	*3*
	3 Jahre	–	21
Liebstöckelwurzelfluidextrakt	3 Jahre	–	22
Lindenblüten	*3 Jahre*	*Vor Licht und Feuchtigkeit geschützt.*	*3*
	3 Jahre	–	21
Flüchtiges Liniment DAB 6	1,5 Jahre	–	22
Nichtionisches wasserhaltiges Liniment DAC siehe Tab. 3			
Wasserhaltiges Liniment SR DAC siehe Tab. 3			
Liothyronin-Natrium	3 Jahre	–	2
Lithiumcarbonat	5 Jahre	–	2
Lithiumcitrat	10 Jahre	In sehr gut verschlossenen Gefäßen.	1
Lithiumorotat	5 Jahre	–	2
Lobelienkraut	3 Jahre	–	21
Lobelienkrauttinktur 1:10 DAB 6	3 Jahre	–	22
Löffelkraut	3 Jahre	–	21
Löwenzahn	*3 Jahre*	*Vor Licht und Feuchtigkeit geschützt.*	*3*
Löwenzahnkraut mit Wurzel	3 Jahre	–	21
Löwenzahnblüten	3 Jahre	–	21
Löwenzahnfluidextrakt 1:1	3 Jahre	–	22
Löwenzahnkraut	3 Jahre	–	21
Löwenzahntinktur 1:5	3 Jahre	–	22
Löwenzahnwurzel	3 Jahre	–	21
Loperamidhydrochlorid	5 Jahre	–	2
Lorazepam	5 Jahre	–	2

Ausgangsstoff	Verwendbarkeitsfrist	Lagerung	Quelle
Lorbeerblätter	2 Jahre	–	21
Lormetazepam	5 Jahre	–	2
Loxapinsuccinat	5 Jahre	–	2
Lungenkraut	3 Jahre	–	21
Lungenkrauttinktur 1:5	3 Jahre	–	22
Lycopodium	5 Jahre	–	21
Lysinacetat	3 Jahre	–	2
Lysinhydrochlorid	3 Jahre	Retest nach 3 Jahren.	23
Lysin-Monohydrat	3 Jahre	–	2
M			
Macrogol 300	3 Jahre	–	2
Macrogol 400	3 Jahre	–	2
Macrogol 555 M	3 Jahre	–	2
Macrogol 1500	5 Jahre	–	2
Macrogol 4000	5 Jahre	–	2
Macrogol 6000	5 Jahre	–	2
Macrogol-20-cetylstearylether	5 Jahre	–	2
Macrogol-7-glycerolcocoat	5 Jahre	–	2
Macrogol-2-laurylether	5 Jahre	–	2
Macrogolsalbe DAC siehe Tab. 3			
Mädesüßblüten	*3 Jahre*	*Vor Licht und Feuchtigkeit geschützt.*	*3*
	3 Jahre	–	21
Mädesüßkraut	3 Jahre	–	21
Magentropfen DRF	2 Jahre	–	22
Magnesiumacetat-Tetrahydrat	5 Jahre	–	2
Magnesiumadipat	10 Jahre	–	1
Magnesiumascorbat	5 Jahre	–	2
Magnesiumaspartat-Dihydrat	3 Jahre	–	2
Leichtes basisches Magnesiumcarbonat	5 Jahre	–	2
Magnesiumchlorid-Hexahydrat	5 Jahre	–	2
Magnesiumgluconat-Dihydrat	5 Jahre	–	2
Wasserhaltiges Magnesiumhydrogencitrat	5 Jahre	–	2
Magnesiumhydroxid	5 Jahre	–	2
Magnesiumorotat-Dihydrat	5 Jahre	–	2
Magnesiumoxid	5 Jahre	–	2
Schweres Magnesiumoxid	*3 Jahre*	–	*3*

Ausgangsstoff	Verwendbarkeitsfrist	Lagerung	Quelle
Magnesiumperoxid	5 Jahre	–	2
Magnesiumstearat	5 Jahre	–	2
Getrocknetes Magnesiumsulfat	3 Jahre	–	2
Magnesiumsulfat-Heptahydrat	*3 Jahre*	–	*3*
	5 Jahre	–	2
Magnesiumtrisilicat	5 Jahre	–	2
Maiglöckchenkraut	3 Jahre	–	21
Maiglöckchenkrautfluidextrakt 1:1	3 Jahre	–	22
Maiglöckchenkrauttinktur Erg.-B. 6	3 Jahre	–	22
Maisgriffel	3 Jahre	–	21
Raffiniertes Maisöl	6 Monate	Vor Licht geschützt, bei höchstens 25 °C, in dicht verschlossenen, dem Verbrauch angemessenen, möglichst vollständig gefüllten Behältnissen oder unter Inertgas. In dieser Weise abgefüllte Öle dürfen zur Lagerung nicht mit Ölen im Anbruch gemischt werden. Retest nach 3 Monaten.	70
Maisstärke	5 Jahre	–	2
Majorankraut	3 Jahre	–	21
Raffiniertes Makadamiaöl	3 Monate	Vor Licht geschützt, bei höchstens 25 °C, in dicht verschlossenen, dem Verbrauch angemessenen, möglichst vollständig gefüllten Behältnissen oder unter Inertgas. In dieser Weise abgefüllte Öle dürfen zur Lagerung nicht mit Ölen im Anbruch gemischt werden. Retest nach 3 Monaten.	70
Maleinsäure	5 Jahre	–	2
Malvenblätter	*3 Jahre*	*Vor Licht und Feuchtigkeit geschützt.*	*3*
	3 Jahre	–	21
Malvenblüten	3 Jahre	–	21
Bittere Mandeln	3 Jahre	–	21
Süße Mandeln	2 Jahre	–	21
Natives Mandelöl	3 Monate	Vor Licht geschützt, bei höchstens 25 °C, in dicht verschlossenen, dem Verbrauch angemessenen, möglichst vollständig gefüllten Behältnissen oder unter Inertgas. In dieser Weise abgefüllte Öle dürfen zur Lagerung nicht mit Ölen im Anbruch gemischt werden. Retest nach 3 Monaten.	70
Raffiniertes Mandelöl	3 Monate	Vor Licht geschützt, bei höchstens 25 °C, in dicht verschlossenen, dem Verbrauch angemessenen, möglichst vollständig gefüllten Behältnissen oder unter Inertgas. In dieser Weise abgefüllte Öle dürfen zur Lagerung nicht mit Ölen im Anbruch gemischt werden. Retest nach 3 Monaten.	70
Mandelsäure	5 Jahre	–	2
Manganchlorid-Tetrahydrat	2 Jahre	–	2
Manganorotat-Dihydrat	5 Jahre	–	2

Ausgangsstoff	Verwendbarkeitsfrist	Lagerung	Quelle
Mangansulfat-Monohydrat	10 Jahre	–	1
Manna	3 Jahre	–	21
Mannasirup DAB 6	2 Jahre	–	22
Mannitol	5 Jahre	–	2
Maprotilinhydrochlorid	5 Jahre	–	2
Marantastärke	2 Jahre	–	21
Mariendistelfrüchte	*3 Jahre*	*Vor Licht und Feuchtigkeit geschützt.*	*3*
	3 Jahre	–	21
Mariendistelfrüchtefluidextrakt 1:1	2 Jahre	–	22
Mariendistelkraut	3 Jahre	–	21
Mastix	3 Jahre	–	21
Geröstete Mateblätter	3 Jahre	–	21
Grüne Mateblätter	3 Jahre	–	21
Mebendazol	3 Jahre	–	2
Meclozindihydrochlorid	5 Jahre	–	2
Medazepam	10 Jahre	–	1
Medronsäure	5 Jahre	–	2
Meerzwiebel	3 Jahre	–	21
Meerzwiebelfluidextrakt 1:1	3 Jahre	–	22
Meerzwiebeltinktur 1:5 DAB 6	3 Jahre	–	22
Meglumin	5 Jahre	–	2
Meisterwurz	3 Jahre	–	21
Meisterwurzwurzelstocktinktur 1:5	3 Jahre	–	22
Melatonin	3 Jahre	–	2
Melissenblätter	*1 Jahr*	*Vor Licht und Feuchtigkeit geschützt.*	*3*
	2 Jahre	–	21
Melissenblätterfluidextrakt 1:1	3 Jahre	–	22
Melissenblättertinktur 1:5	3 Jahre	–	22
Melissenblättertrockenextrakt Ph. Eur. (ethanolisch)	1 Jahr	–	28
Melissenblättertrockenextrakt (wässrig)	3 Jahre	–	28
Menadion-Natriumbisulfit	5 Jahre	Vor Licht geschützt.	1
Racemisches Menthol	5 Jahre	–	2
Mephenesin	5 Jahre	Vor Licht geschützt.	1
Mepivacainhydrochlorid	5 Jahre	–	2
Meprobamat	5 Jahre	–	2
Mercaptaminhydrochlorid	2 Jahre	–	2

Ausgangsstoff	Verwendbarkeitsfrist	Lagerung	Quelle
Mercaptopurin	3 Jahre	–	2
Mesalazin	2 Jahre	–	2
Mesna	3 Jahre	–	2
Mesterolon	5 Jahre	Vor Licht geschützt.	1
Mestranol	10 Jahre	Vor Licht geschützt.	1
Metamizol-Natrium-Monohydrat	5 Jahre	–	2
Metaraminolhydrogentartrat	5 Jahre	–	2
Metforminhydrochlorid	5 Jahre	–	40
Methacholiniumbromid	2 Jahre	–	2
Methadonhydrochlorid	5 Jahre	–	2
Methaqualon	10 Jahre	Vor Licht geschützt.	1
Methenamin	5 Jahre	–	1
Methionin	3 Jahre	–	2
Racemisches Methionin	5 Jahre	–	1
Methotrexat	5 Jahre	–	56
Methoxsalen	3 Jahre	–	2
Methylatropiniumbromid	10 Jahre	Vor Licht geschützt.	1
Methylatropiniumnitrat	5 Jahre	–	2
Methylcellulose	3 Jahre	–	2
Methyldopa	5 Jahre	Retest nach 2,5 Jahren.	24
Methylephedrinhydrochlorid	5 Jahre	Vor Licht geschützt.	1
Methylergometrinmaleat	3 Jahre	Bei 2 bis 8 °C.	2
Methylethylketon	5 Jahre	–	2
Methyl-4-hydroxybenzoat	5 Jahre	–	2
Methylnicotinat	5 Jahre	–	2
Methylphenobarbital	5 Jahre	–	2
Methylprednisolon	5 Jahre	–	2
Methylrosaniliniumchlorid	5 Jahre	–	2
Methylsalicylat	5 Jahre	–	59
Methyltestosteron	5 Jahre	Vor Licht geschützt.	1
Methylthioniniumchlorid-Hydrat nicht zur parenteralen Anwendung	5 Jahre	–	2
Metoclopramid	5 Jahre	–	2
Metoclopramidhydrochlorid	5 Jahre	–	2
Metoprololtartrat	5 Jahre	–	2
Metronidazol	5 Jahre	Vor Licht geschützt.	36
Metronidazolbenzoat	5 Jahre	Vor Licht geschützt.	36

Ausgangsstoff	Verwendbarkeitsfrist	Lagerung	Quelle
Miconazol	5 Jahre	–	2
Miconazolnitrat	5 Jahre	–	2
Midazolam	5 Jahre	–	2
Midazolamhydrochlorid	5 Jahre	–	2
Milchsäure	5 Jahre	–	2
Minoxidil	5 Jahre	Vor Licht geschützt.	25
Minoxidilsulfat	5 Jahre	–	2
Minzöl	*3 Jahre*	*Vor Licht geschützt, dicht verschlossen.*	*3*
	2 Jahre	In dem Verbrauch angemessenen, vollständig gefüllten Gefäßen. Vor Licht geschützt.	1
Mistelkraut	3 Jahre	–	21
Mistelkrautfluidextrakt 1:1 Erg.-B. 6	3 Jahre	–	22
Mistelkrauttinktur 1:5 Erg.-B. 6	3 Jahre	–	22
Mönchspfefferfrüchte	3 Jahre	–	21
Mönchspfefferfrüchte-Fluidextrakt 1:1	3 Jahre	–	22
Mönchspfefferfrüchte-Trockenextrakt	3 Jahre	Vor Licht und Feuchtigkeit geschützt.	29
Irländisches Moos	3 Jahre	–	2
Isländisches Moos	*3 Jahre*	*Vor Licht und Feuchtigkeit geschützt.*	*3*
	3 Jahre	–	21
Isländisch-Moos-Tinktur 1:5	1 Jahr	–	22
Morphinhydrochlorid	5 Jahre	–	2
Moxaverinhydrochlorid	5 Jahre	–	2
Muira-puama-Holz	3 Jahre	–	21
Muira-puama-Holzfluidextrakt 1:1 Erg.-B. 6	3 Jahre	–	22
Muskatblüte	2 Jahre	–	21
Muskatnüsse	3 Jahre	–	21
Mutterkraut	3 Jahre	–	21
Myrrhe	5 Jahre	–	21
Myrrhentinktur Ph. Eur.	*3 Jahre*	*Dicht verschlossen, vor Licht geschützt.*	*3*
	3 Jahre	–	22

N

Ausgangsstoff	Verwendbarkeitsfrist	Lagerung	Quelle
Raffiniertes Nachtkerzenöl	3 Monate	Vor Licht geschützt, bei höchstens 25 °C, in dicht verschlossenen, dem Verbrauch angemessenen, möglichst vollständig gefüllten Behältnissen oder unter Inertgas. In dieser Weise abgefüllte Öle dürfen zur Lagerung nicht mit Ölen im Anbruch gemischt werden. Retest nach 3 Monaten.	70
Nalidixinsäure	5 Jahre	–	2
Nalorphinhydrochlorid	5 Jahre	–	2

Ausgangsstoff	Verwendbarkeitsfrist	Lagerung	Quelle
Naloxonhydrochlorid-Dihydrat	5 Jahre	Dicht verschlossen, vor Licht geschützt. Retest nach 5 Jahren.	45
Nandrolondecanoat	5 Jahre	In sehr gut verschlossenen und mit einem indifferenten Gas gefüllten Glasgefäßen. Vor Licht geschützt. Bei 2 bis 8 °C.	1
Naphazolinhydrochlorid	5 Jahre	–	2
Naphazolinnitrat	5 Jahre	–	2
Naproxen	5 Jahre	Vor Licht geschützt.	36
Naproxen-Natrium	5 Jahre	–	2
Natriumacetat-Trihydrat	5 Jahre	–	2
Natriumalginat	3 Jahre	–	2
Natriumamidotrizoat	3 Jahre	–	2
Natriumaminosalicylat-Dihydrat	2 Jahre	–	2
Natriumascorbat	5 Jahre	–	2
Natriumbenzoat	5 Jahre	–	2
Natriumbromid	5 Jahre	–	2
Natriumcalciumedetat	5 Jahre	–	2
Natriumcarbonat-Decahydrat	5 Jahre	–	2
Wasserfreies Natriumcarbonat	2 Jahre	–	2
Natriumcarboxymethylamylopektin	5 Jahre	–	1
Natriumchlorid	5 Jahre	–	2
Natriumcholat	5 Jahre	–	2
Natriumcitrat	5 Jahre	–	2
Natriumcromoglicat	5 Jahre	–	2
Natriumcyclamat	5 Jahre	–	2
Natriumdihydrogenphosphat-Dihydrat	5 Jahre	–	2
Natriumdihydrogenphosphat-Monohydrat	10 Jahre	–	1
Natriumdithionit	3 Jahre	–	2
Natriumdodecylsulfat	5 Jahre	–	2
Natriumedetat	5 Jahre	–	2
Natriumfluorid	5 Jahre	–	2
Wasserhaltiges Natriumglycerophosphat	5 Jahre	–	2
Natriumhyaluronat	3 Jahre	–	2
Natriumhydrogencarbonat	5 Jahre	–	2
Natriumhydrogencarbonat für die Hämodialyse	*3 Jahre*	–	*3*
Natriumhydroxid	5 Jahre	–	2
Natriumhydroxid-Lösung (0,1 bis 2 mol · l^{-1})	1 Jahr	–	2
Natriumhypochlorit-Lösung 1 % Chlor DAC	6 Monate	Retest nach 6 Monaten.	57

Ausgangsstoff	Verwendbar-keitsfrist	Lagerung	Quelle
Natriumhypochlorit-Lösung 3 % Chlor DAC	6 Monate	Retest nach 6 Monaten.	57
Natriumhypochlorit-Lösung 5 % Chlor DAC	6 Monate	Retest nach 6 Monaten.	57
Natriumiodid	5 Jahre	–	2
Natrium-(*S*)-lactat-Lösung 60 %	5 Jahre	–	2
Natriumlaurylethersulfat-Lösung 27 % DAC	5 Jahre	–	2
Natriummetabisulfit	3 Jahre	–	2
Natriummethyl-4-hydroxybenzoat	5 Jahre	–	2
Natriummonohydrogenphosphat-Dihydrat	5 Jahre	–	2
Natriummonohydrogenphosphat-Dodecahydrat	3 Jahre	–	2
Natriumnitrit	5 Jahre	–	2
Natriumoxybat	2 Jahre	–	2
Wasserhaltiges Natriumperborat	2 Jahre	–	2
Natriumphosphat	5 Jahre	–	2
Wasserfreies Natriumpicosulfat	5 Jahre	–	2
Natriumpicosulfat-Monohydrat	5 Jahre	–	2
Natriumpropionat	5 Jahre	–	2
Natriumpyruvat	2 Jahre	–	2
Natriumsalicylat	5 Jahre	–	2
Natriumselenit-Pentahydrat	5 Jahre	–	2
Natriumstearat	5 Jahre	–	2
Natriumsuccinat	5 Jahre	–	2
Natriumsulfat-Decahydrat	*3 Jahre*	*Nicht über 25 °C.*	*3*
	5 Jahre	–	2
Wasserfreies Natriumsulfat	2 Jahre	–	2
Natriumsulfit	5 Jahre	–	2
Natriumtetraborat	5 Jahre	–	2
Natriumthiosulfat	5 Jahre	–	2
Natriumvalproat	2 Jahre	–	46
Natronwasserglas-Lösung	5 Jahre	In mit Gummistopfen verschlossenen Gefäßen.	1
Nelkenöl	2 Jahre	–	2
Nelkenwurz	3 Jahre	–	21
Neomycinsulfat	2 Jahre	–	2
Neostigminbromid	3 Jahre	–	2
Neostigminmetilsulfat	5 Jahre	–	2
Nicotinamid	5 Jahre	–	2
Nicotinsäure	5 Jahre	–	2

Ausgangsstoff	Verwendbarkeitsfrist	Lagerung	Quelle
Weiße Nieswurz	3 Jahre	–	21
Weiße Nieswurzwurzelstocktinktur 1:10 DAB 6	3 Jahre	–	22
Nifedipin	5 Jahre	–	2
Nitrazepam	5 Jahre	–	2
Nitrofural	5 Jahre	–	2
Nitrofurantoin	5 Jahre	Vor Licht geschützt.	1
Nitroprussidnatrium	3 Jahre	–	2
Norepinephrintartrat	3 Jahre	–	2
Norethisteron	5 Jahre	Dicht verschlossen, vor Licht geschützt, bei 15 bis 25 °C.	45
Norethisteronacetat	5 Jahre	Dicht verschlossen, vor Licht geschützt, bei 15 bis 25 °C.	45
Norfloxacin	5 Jahre	–	2
Normethadonhydrochlorid	5 Jahre	Vor Licht geschützt.	1
Nortriptylinhydrochlorid	5 Jahre	–	2
Noscapinhydrochlorid-Monohydrat	5 Jahre	–	2
Noxiptilinhydrochlorid	5 Jahre	–	1
Nystatin 5.000.000 E/g	1 Jahr	Bei 2 bis 8 °C.	2
O			
Octoxinol 10	5 Jahre	–	2
Odermennigkraut	*3 Jahre*	*Vor Licht und Feuchtigkeit geschützt.*	*3*
	3 Jahre	–	21
Odermennigkrautfluidextrakt 1:1	3 Jahre	–	22
Odermennigkrauttinktur 1:5	3 Jahre	–	22
Ölbaumblätter	3 Jahre	–	21
Ölsäure	3 Jahre	–	2
Olivenblätterfluidextrakt 1:1	3 Jahre	–	22
Natives Olivenöl	6 Monate	Vor Licht geschützt, bei höchstens 25 °C, in dicht verschlossenen, dem Verbrauch angemessenen, möglichst vollständig gefüllten Behältnissen oder unter Inertgas. In dieser Weise abgefüllte Öle dürfen zur Lagerung nicht mit Ölen im Anbruch gemischt werden. Retest nach 3 Monaten.	70
Raffiniertes Olivenöl	6 Monate	Vor Licht geschützt, bei höchstens 25 °C, in dicht verschlossenen, dem Verbrauch angemessenen, möglichst vollständig gefüllten Behältnissen oder unter Inertgas. In dieser Weise abgefüllte Öle dürfen zur Lagerung nicht mit Ölen im Anbruch gemischt werden. Retest nach 3 Monaten.	70
Omeprazol	3 Jahre	Dicht verschlossen, vor Licht geschützt, bei 2 bis 8 °C, Retest nach einem Jahr.	47
Opium	2 Jahre	–	2

Ausgangsstoff	Verwendbarkeitsfrist	Lagerung	Quelle
Eingestelltes Opiumpulver	5 Jahre	–	2
Eingestellte Opiumtinktur Ph. Eur.	5 Jahre	–	22
Safranhaltige Opiumtinktur DAB 6	3 Jahre	–	22
Opodeldok DAB 6	2 Jahre	–	22
Flüssiger Opodeldok DAB 6	2 Jahre	–	22
Orciprenalinsulfat	3 Jahre	–	2
Ornithinhydrochlorid	3 Jahre	–	2
Orphenadrinhydrochlorid	5 Jahre	–	2
Orthosiphonblätter	*3 Jahre*	*Vor Licht und Feuchtigkeit geschützt.*	*3*
	3 Jahre	–	21
Ouabain	5 Jahre	–	2
Oxalsäure	10 Jahre	–	1
Oxazepam	5 Jahre	–	2
Oxetacain	5 Jahre	–	2
Oxitriptan	3 Jahre	–	2
Oxybuprocainhydrochlorid	5 Jahre	–	2
Oxybutyninhydrochlorid	3 Jahre	–	2
Oxycodonhydrochlorid	5 Jahre	–	2
Oxymetazolinhydrochlorid	5 Jahre	–	2
Oxytetracyclin-Dihydrat	3 Jahre	Vor Licht geschützt.	1
Oxytetracyclinhydrochlorid	3 Jahre	–	2
P			
Palmitoylascorbinsäure	5 Jahre	In sehr gut verschlossenen Gefäßen. Vor Licht geschützt.	1
Raffiniertes Palmöl	2 Jahre	Vor Licht geschützt, bei höchstens 25 °C, in dicht verschlossenen, dem Verbrauch angemessenen, möglichst vollständig gefüllten Behältnissen oder unter Inertgas. In dieser Weise abgefüllte Öle dürfen zur Lagerung nicht mit Ölen im Anbruch gemischt werden. Retest nach 1 Jahr.	70
Pamidronat-Dinatrium-Pentahydrat	5 Jahre	–	2
Pancuroniumbromid	5 Jahre	Dicht verschlossen, vor Licht geschützt, bei 15 bis 25 °C	45
Pankreatin	2 Jahre	Bei 2 bis 8 °C.	2
Papaverin	5 Jahre	–	2
Papaverinhydrochlorid	5 Jahre	–	2
Pappelknospen	3 Jahre	–	21
Paracetamol	5 Jahre	–	51
Flüssiges Paraffin	5 Jahre	–	2

Ausgangsstoff	Verwendbarkeitsfrist	Lagerung	Quelle
Paraformaldehyd	3 Jahre	–	2
Paraldehyd	5 Jahre	In dem Verbrauch angemessenen, vollständig gefüllten Gefäßen. Vor Licht geschützt. Kühl.	1
Passionsblumenkraut	*3 Jahre*	*Vor Licht und Feuchtigkeit geschützt.*	*3*
	2 Jahre	–	4
Passionsblumenkrautfluidextrakt 1:1	3 Jahre	–	22
Passionsblumenkrauttinktur 1:5	3 Jahre	–	22
Patentblau V (E 131)	5 Jahre	–	2
Pektin	5 Jahre	–	2
Penicillamin	3 Jahre	–	2
Pentaerythrityltetranitrat-Verreibung	5 Jahre	–	2
Pentazocin	5 Jahre	–	2
Pentetsäure	5 Jahre	–	2
Pentobarbital	5 Jahre	–	2
Pentobarbital-Natrium	5 Jahre	–	2
Pentoxifyllin	5 Jahre	–	1
Pepsin	2 Jahre	Bei 2 bis 8 °C.	2
Pepsinwein DAB 6	1,5 Jahre	–	22
Perphenazin	5 Jahre	–	2
Raffiniertes Perillaöl	3 Monate	Vor Licht geschützt, bei höchstens 25 °C, in dicht verschlossenen, dem Verbrauch angemessenen, möglichst vollständig gefüllten Behältnissen oder unter Inertgas. In dieser Weise abgefüllte Öle dürfen zur Lagerung nicht mit Ölen im Anbruch gemischt werden. Retest nach 3 Monaten.	70
Perubalsam	3 Jahre	–	22
Petersilienfrüchte	3 Jahre	–	21
Petersilienkraut	3 Jahre	–	21
Petersilienöl	2 Jahre	In dem Verbrauch angemessenen, vollständig gefüllten Gefäßen. Vor Licht geschützt.	1
Petersilienwasser Erg.-B. 6	1 Jahr	–	22
Petersilienwurzel	3 Jahre	–	21
Pethidinhydrochlorid	5 Jahre	–	2
Petroläther 40 bis 60 °C	5 Jahre	–	2
Petroläther 60 bis 80 °C	5 Jahre	–	2
Petroläther 60 bis 95 °C	5 Jahre	–	2
Petroläther 100 bis 140 °C	5 Jahre	–	2
Schwarzer Pfeffer	3 Jahre	–	21
Weißer Pfeffer	3 Jahre	–	21

Ausgangsstoff	Verwendbarkeitsfrist	Lagerung	Quelle
Pfefferminzblätter	*2 Jahre*	*Vor Licht und Feuchtigkeit geschützt.*	*3*
	3 Jahre	–	21
Pfefferminzblätterfluidextrakt 1:1	2 Jahre	–	22
Pfefferminzblättertrockenextrakt (wässrig)	3 Jahre	–	28
Pfefferminzöl	*3 Jahre*	*Vor Licht geschützt, dicht verschlossen.*	*3*
	2 Jahre	–	2
Pfefferminzspiritus DAB 6	1 Jahr	–	22
Pfefferminztinktur DAC	3 Jahre	–	22
Pfefferminzwasser	1 Jahr	–	22
Pfingstrosenblüten	3 Jahre	–	21
Pfingstrosenwurzel	3 Jahre	–	21
Phenacetin zur Stabilisierung	5 Jahre	–	2
Phenazon	5 Jahre	–	2
Phenobarbital	5 Jahre	–	2
Phenobarbital-Natrium	5 Jahre	–	2
Phenol	3 Jahre	–	2
Verflüssigtes Phenol DAC	3 Jahre	–	2
Phenolphthalein	5 Jahre	–	2
Phenoxybenzaminhydrochlorid	3 Jahre	–	2
Phenoxyethanol	5 Jahre	–	2
Phenoxymethylpenicillin	5 Jahre	–	1
Phenoxymethylpenicillin-Kalium	3 Jahre	Retest nach 3 Jahren.	58
Phenprocoumon	5 Jahre	–	1
Phenylalanin	3 Jahre	–	2
Phenylbutazon	5 Jahre	–	2
Phenylephrinhydrochlorid	3 Jahre	Dicht verschlossen, vor Licht geschützt, Retest nach 3 Jahren.	48
Phenylessigsäure	5 Jahre	–	2
Phenylmercuriborat	5 Jahre	–	2
Phenylpropanolaminhydrochlorid	5 Jahre	–	2
Phenylsalicylat	5 Jahre	–	2
Phenytoin	5 Jahre	–	46
Phenytoin-Natrium	3 Jahre	–	46
Phosphatidylcholin	1 Jahr	–	2
Phosphorsäure 85 %	5 Jahre	–	2
Phosphorsäure 25 %	5 Jahre	–	2
Physostigminsalicylat	3 Jahre	–	2
Physostigminsulfat	3 Jahre	–	2

Ausgangsstoff	Verwendbarkeitsfrist	Lagerung	Quelle
Phytomenadion	2 Jahre	–	2
Pilocarpinhydrochlorid	5 Jahre	–	2
Piment	2 Jahre	–	21
Pimozid	5 Jahre	–	1
Piperazinadipat	5 Jahre	–	1
Piperazincitrat	5 Jahre	–	2
Piracetam	5 Jahre	–	2
Piroxicam	5 Jahre	–	2
Piscidiawurzelrinde	3 Jahre	–	21
Podophyllin	3 Jahre	–	2
Poloxamer 407	5 Jahre	–	2
Polymyxin-B-sulfat	5 Jahre	Höchstens 25 °C.	51
Polyolfettsäureester	5 Jahre	–	2
Polysorbat 20	3 Jahre	–	2
Polysorbat 40	3 Jahre	–	2
Polysorbat 60	3 Jahre	–	2
Polysorbat 80	3 Jahre	–	2
Poly(vinylalkohol)	5 Jahre	In sehr gut verschlossenen Gefäßen.	1
Pomeranzenblütenwasser Erg.B. 6	1 Jahr	–	22
Pomeranzenelixier DAB 6	2 Jahre	–	22
Pomeranzenschalenfluidextrakt DAB 6	3 Jahre	–	22
Povidon	5 Jahre	–	2
Povidon-Iod	5 Jahre	–	2
Prazosinhydrochlorid	5 Jahre	Vor Licht geschützt.	1
Prednisolon	5 Jahre	–	2
Prednisolonacetat	5 Jahre	–	2
Prednisolondihydrogenphosphat-Dinatrium	1 Jahr	Im Exsikkator, vor Gebrauch verreiben.	2
Prednisolonhydrogensuccinat	5 Jahre	–	2
Prednison	5 Jahre	–	2
Preiselbeerblätter	3 Jahre	–	21
Prilocain	5 Jahre	–	2
Prilocainhydrochlorid	5 Jahre	–	2
Primaquinbisdihydrogenphosphat	5 Jahre	–	2
Primelwurzel	*3 Jahre*	*Vor Licht und Feuchtigkeit geschützt.*	*3*
	3 Jahre	–	21
Primelwurzelfluidextrakt 1:1	3 Jahre	–	22
Primelwurzeltinktur DAC	3 Jahre	–	22

Ausgangsstoff	Verwendbarkeitsfrist	Lagerung	Quelle
Zusammengesetzte Primelwurzeltinktur	3 Jahre	–	22
Primidon	5 Jahre	Vor Licht geschützt.	1
Probenecid	5 Jahre	–	2
Procain	5 Jahre	Vor Licht geschützt.	1
Procainamidhydrochlorid	5 Jahre	–	2
Procainhydrochlorid	5 Jahre	–	2
Prochlorperazinhydrogenmaleat	5 Jahre	–	2
Progesteron	5 Jahre	Dicht verschlossen, vor Licht geschützt, bei 15 bis 25 °C.	45
Prolin	2 Jahre	–	2
Promazinhydrochlorid	5 Jahre	–	2
Promazinphosphat	5 Jahre	Vor Licht geschützt.	1
Promethazinhydrochlorid	5 Jahre	–	2
1-Propanol	10 Jahre	–	1
2-Propanol	5 Jahre	–	2
2-Propanol 60, 70 und 80 Prozent (V/V)	*3 Jahre*	*Leicht entzündlich, von Zündquellen fern halten, dicht verschlossen.*	*3*
2-Propanol-Wasser-Gemische DAC siehe Tab. 3			
Propanthelinbromid	5 Jahre	–	2
Propiverinhydrochlorid	5 Jahre	–	1
Propranololhydrochlorid	5 Jahre	–	2
Propylenglycol	3 Jahre	–	2
Propylgallat	5 Jahre	Vor Licht geschützt.	1
Propyl-4-hydroxybenzoat	5 Jahre	–	2
Propylnicotinat	5 Jahre	In sehr gut verschlossenen Gefäßen. Vor Licht geschützt.	1
Propylthiouracil	3 Jahre	–	2
Propyphenazon	5 Jahre	–	2
Pseudoephedrinhydrochlorid	5 Jahre	Dicht verschlossen, vor Licht geschützt. Retest nach 4 Jahren.	30
Purpursonnenhutkraut-Trockenpresssaft	3 Jahre	–	28
Pyrazinamid	5 Jahre	Vor Licht geschützt.	2
Pyridostigminbromid	3 Jahre	–	2
Pyridoxinhydrochlorid	5 Jahre	–	2
Q			
Quassiaholz	3 Jahre	–	21
Quassiaholztinktur 1:5 Erg.-B. 6	3 Jahre	–	22

Ausgangsstoff	Verwendbarkeitsfrist	Lagerung	Quelle
Quebrachorinde	3 Jahre	–	21
Queckenwurzelstock	*3 Jahre*	*Vor Licht und Feuchtigkeit geschützt.*	*3*
	3 Jahre	–	21
Queckenwurzelstockfluidextrakt 1:1	3 Jahre	–	22
Queckenwurzelstocktinktur 1:5	3 Jahre	–	22
Quendelkraut	3 Jahre	–	21
Quendelkrautfluidextrakt 1:1	3 Jahre	–	22
R			
Ranitidinhydrochlorid	5 Jahre	–	2
Raffiniertes Rapsöl	6 Monate	Vor Licht geschützt, bei höchstens 25 °C, in dicht verschlossenen, dem Verbrauch angemessenen, möglichst vollständig gefüllten Behältnissen oder unter Inertgas. In dieser Weise abgefüllte Öle dürfen zur Lagerung nicht mit Ölen im Anbruch gemischt werden. Retest nach 3 Monaten.	70
Ratanhiatinktur Ph. Eur.	*3 Jahre*	*Dicht verschlossen, vor Licht geschützt.*	*3*
	3 Jahre	–	22
Ratanhiawurzel	*3 Jahre*	*Vor Licht und Feuchtigkeit geschützt.*	*3*
	3 Jahre	–	21
Ratanhiawurzeltrockenextrakt	3 Jahre	–	2
Rautenkraut	3 Jahre	–	21
Rautenkrauttinktur	3 Jahre	–	22
Reisstärke	5 Jahre	–	2
Reserpin	5 Jahre	–	2
Resorcin	5 Jahre	–	2
Rhabarberwurzel	*3 Jahre*	*Vor Licht und Feuchtigkeit geschützt.*	*3*
	3 Jahre	–	21
Rhabarberwurzelsirup DAB 6	2 Jahre	–	22
Wässrige Rhabarberwurzeltinktur ohne Borax DAB 6	2 Jahre	–	22
Weinige Rhabarberwurzeltinktur DAB 6	2 Jahre	–	22
Ribaverin	3 Jahre	–	2
Riboflavin	3 Jahre	–	2
Riboflavinphosphat-Natrium	3 Jahre	–	2
D-Ribose	5 Jahre	–	2
Riesengoldrutenkraut	*3 Jahre*	*Vor Licht und Feuchtigkeit geschützt.*	*3*
	3 Jahre	–	21
Rifamycin-Natrium	3 Jahre	Bei 2 bis 8 °C.	2

Ausgangsstoff	Verwendbar-keitsfrist	Lagerung	Quelle
Ringelblumenblüten	*3 Jahre*	*Vor Licht und Feuchtigkeit geschützt.*	*3*
	3 Jahre	–	21
Fettes Ringelblumenblütenöl	2 Jahre	–	22
Ringelblumenfluidextrakt DAC	3 Jahre	–	22
Ringelblumenkraut	3 Jahre	–	21
Ringelblumentinktur DAC	3 Jahre	–	22
Ritterspornblüten	3 Jahre	–	21
Hydriertes Rizinusöl	2 Jahre	Vor Licht geschützt, bei höchstens 25 °C, in dicht verschlossenen, dem Verbrauch angemessenen, möglichst vollständig gefüllten Behältnissen oder unter Inertgas. In dieser Weise abgefüllte Öle dürfen zur Lagerung nicht mit Ölen im Anbruch gemischt werden. Retest nach 1 Jahr.	70
Natives Rizinusöl	1 Jahr	Vor Licht geschützt, bei höchstens 25 °C, in dicht verschlossenen, dem Verbrauch angemessenen, möglichst vollständig gefüllten Behältnissen oder unter Inertgas. In dieser Weise abgefüllte Öle dürfen zur Lagerung nicht mit Ölen im Anbruch gemischt werden. Retest nach 6 Monaten.	70
Raffiniertes Rizinusöl	*1,5 Jahre*	*Vor Licht geschützt, in dicht verschlossenen, dem Verbrauch angemessenen, möglichst vollständig gefüllten Behältnissen.*	*3*
	1 Jahr	Vor Licht geschützt, bei höchstens 25 °C, in dicht verschlossenen, dem Verbrauch angemessenen, möglichst vollständig gefüllten Behältnissen oder unter Inertgas. In dieser Weise abgefüllte Öle dürfen zur Lagerung nicht mit Ölen im Anbruch gemischt werden. Retest nach 6 Monaten.	70
Rosenblütenblätter	2 Jahre	–	21
Rosenhonig Erg.-B. 6	2 Jahre	–	22
Rosenöl	2 Jahre	–	2
Rosenwasser DAB 6	1 Jahr	–	22
Künstliches Rosenwasser	1 Jahr	–	2
Rosmarinblätter	*Variabel, 0,1 % Verlust (absolut) an ätherischem Öl pro Jahr.*	*Vor Licht und Feuchtigkeit geschützt.*	*3*
	3 Jahre	–	21
Rosmarinblätterfluidextrakt 1:1	2 Jahre	–	22
Rosmarinblättertinktur 1:5	3 Jahre	–	22
Rosmarinblätterwein	2 Jahre	–	22
Rosmarinöl	2 Jahre	–	2
Rosmarinspiritus Erg.-B. 6	1 Jahr	–	22
Rosskastanienblätter	3 Jahre	–	21
Rosskastanienblüten	3 Jahre	–	21

Ausgangsstoff	Verwendbar-keitsfrist	Lagerung	Quelle
Rosskastanienrindenfluidextrakt 1:1	3 Jahre	–	22
Rosskastaniensamen	3 Jahre	–	21
Rosskastaniensamenfluidextrakt 1:1	3 Jahre	–	22
Rosskastaniensamentinktur 1:5	3 Jahre	–	22
Eingestellter Rosskastaniensamentrocken-extrakt DAB	1 Jahr	–	28
Afrikanisches Rotholz, Fernambukholz	4 Jahre	–	21
Roxithromycin	2 Jahre	Vor Licht geschützt.	53
Ruhrkrautblüten	*3 Jahre*	*Vor Licht und Feuchtigkeit geschützt.*	*3*
	3 Jahre	–	21
Ruprechtskraut	3 Jahre	–	21
Rutosid-Trihydrat	3 Jahre	–	2
S			
Sabalfrüchtefluidextrakt (ethanolisch, ölig)	3 Jahre	–	28
Sabalfrüchtetrockenextrakt (ethanolisch)	3 Jahre	–	28
Saccharin-Natrium	5 Jahre	–	2
Saccharose	5 Jahre	–	2
Sägepalmenfrüchte	3 Jahre	–	21
Safran	3 Jahre	–	21
Safrantinktur 1:10 Erg.-B. 6	3 Jahre	–	22
Salazosulfapyridin	5 Jahre	–	2
Hydrophile Salbe DAB siehe Tab. 3			
Salbeiblätter	*Variabel, 0,3 % Verlust (absolut) an ätherischem Öl pro Jahr.*	*Vor Licht und Feuchtigkeit geschützt.*	*3*
	3 Jahre	–	21
Salbeiblätterfluidextrakt 1:1 Erg.-B. 6	3 Jahre	–	22
Dalmatinisches Salbeiöl	2 Jahre	–	2
Salbeitinktur Ph. Eur.	3 Jahre	–	22
Abwaschbare Salbengrundlage NRF siehe Tab. 3			
Salbutamolsulfat	4 Jahre	Vor Licht geschützt. Retest nach 4 Jahren.	48
Salicyl-Vaselin 1 bis 10 Prozent SZ	*2 Jahre*	*–*	*3*
Salicylamid	5 Jahre	–	1
Salicylcollodium DAC	*Mindestens 1 Jahr*	*Vor Feuer schützen. Gut verschlossen.*	*3*
Salicylsäure	5 Jahre	–	51

Ausgangsstoff	Verwendbarkeitsfrist	Lagerung	Quelle
Versüßter Salpetergeist DAB 6	2 Jahre	–	22
Salpetersäure (0,1 mol · l⁻¹) bis 50 %	5 Jahre	–	2
Salzsäure (1 mol · l⁻¹) bis 36 %	5 Jahre	–	2
Rotes Sandelholz	3 Jahre	–	21
Rotes Sandelholz-Tinktur 1:5 Erg.-B. 6	3 Jahre	–	22
Weißes Sandelholz	2 Jahre	–	2
Sanikelkraut	3 Jahre	–	21
Sarsaparillwurzel	3 Jahre	–	21
Sarsaparillwurzelfluidextrakt 1:1 Erg.-B. 6	3 Jahre	–	22
Sarsaparillwurzeltinktur Erg.-B. 6	3 Jahre	–	22
Sauerampferkraut	3 Jahre	–	21
Sauerdornbeeren	3 Jahre	–	21
Sauerkirschstiele	3 Jahre	–	21
Schachtelhalmkraut	*3 Jahre*	*Vor Licht und Feuchtigkeit geschützt.*	*3*
	3 Jahre	–	21
Schachtelhalmkrautfluidextrakt 1:1	3 Jahre	–	22
Schachtelhalmkrauttinktur 1:5	3 Jahre	–	22
Schafgarbenblüten	2 Jahre	–	21
Schafgarbenkraut	*3 Jahre*	*Vor Licht und Feuchtigkeit geschützt.*	*3*
	3 Jahre	–	21
Schafgarbenkrautfluidextrakt 1:1 Erg.-B. 6	3 Jahre	–	22
Schafgarbenkrauttinktur 1:5	3 Jahre	–	22
Schellack	10 Jahre	–	21
Schlehdornblüten	3 Jahre	–	21
Schlehenfrüchte	3 Jahre	–	21
Schlüsselblumenblüten	*3 Jahre*	*Vor Licht und Feuchtigkeit geschützt.*	*3*
	3 Jahre	–	21
Schöllkraut	3 Jahre	–	21
Schöllkrautfluidextrakt 1:1	2 Jahre	–	22
Rademachersche Schöllkrauttinktur Erg.-B. 6	3 Jahre	–	22
Schwarzkümmel	3 Jahre	–	21
Schwarztee	3 Jahre	–	21
Schwefel zum äußerlichen Gebrauch	5 Jahre	–	2
Kolloidaler Schwefel	2 Jahre	–	1
Konzentrierte Schwefelsäure	3 Jahre	–	2
Scopolaminbutylbromid	5 Jahre	–	2

Ausgangsstoff	Verwendbar-keitsfrist	Lagerung	Quelle
Scopolaminhydrobromid	2 Jahre	Bei 2 bis 8 °C.	2
Seidelbastrinde	3 Jahre	–	21
Medizinische Seife	5 Jahre	Vor Licht geschützt. Mindestens in Abständen von 6 Monaten ist die Substanz auf den Geruch zu prüfen.	1
Seifenkraut	3 Jahre	–	21
Seifenrinde	3 Jahre	–	21
Seifenrindentinktur 1:5 Erg.-B. 6	3 Jahre	–	22
Seifenspiritus DAC	3 Jahre	–	22
Rote Seifenwurzel	3 Jahre	–	21
Weiße Seifenwurzel	3 Jahre	–	21
Selegilinhydrochlorid	5 Jahre	Dicht verschlossen, vor Licht geschützt.	60
Selendisulfid	5 Jahre	–	2
Selleriewurzel	3 Jahre	–	21
Senegawurzel	3 Jahre	–	21
Senegawurzelfluidextrakt 1:1 Erg.-B. 6	3 Jahre	–	22
Senegawurzeltinktur 1:5 Erg.-B. 6	3 Jahre	–	22
Schwarze Senfsamen	3 Jahre	–	21
Weiße Senfsamen	3 Jahre	–	21
Sennesblätter	*3 Jahre*	*Vor Licht und Feuchtigkeit geschützt.*	*3*
	3 Jahre	–	21
Alexandriner-Sennesfrüchte	*3 Jahre*	*Vor Licht und Feuchtigkeit geschützt.*	*3*
	3 Jahre	–	21
Tinnevelly-Sennesfrüchte	*3 Jahre*	*Vor Licht und Feuchtigkeit geschützt.*	*3*
	3 Jahre	–	21
Sepiaschalen	5 Jahre	–	21
Serin	3 Jahre	–	23
Sertaconazolnitrat	4 Jahre	Dicht verschlossen, vor Licht geschützt.	61
Raffiniertes Sesamöl	6 Monate	Vor Licht geschützt, bei höchstens 25 °C, in dicht verschlossenen, dem Verbrauch angemessenen, möglichst vollständig gefüllten Behältnissen oder unter Inertgas. In dieser Weise abgefüllte Öle dürfen zur Lagerung nicht mit Ölen im Anbruch gemischt werden. Retest nach 3 Monaten.	70
Sesamsamen	3 Jahre	–	21
Raffinierte Sheabutter	2 Jahre	Vor Licht geschützt, bei höchstens 25 °C, in dicht verschlossenen, dem Verbrauch angemessenen, möglichst vollständig gefüllten Behältnissen oder unter Inertgas. In dieser Weise abgefüllte Öle dürfen zur Lagerung nicht mit Ölen im Anbruch gemischt werden. Retest nach 1 Jahr.	70
Siam-Benzoe	3 Jahre	–	2
Siam-Benzoe-Tinktur Ph. Eur.	3 Jahre	–	2

Ausgangsstoff	Verwendbarkeitsfrist	Lagerung	Quelle
Kolloidales Silber zum äußerlichen Gebrauch	3 Jahre	–	2
Silbereiweiß	3 Jahre	–	2
Silbereiweiß-Acetyltannat	5 Jahre	Vor Licht geschützt.	1
Silberlindenblüten	3 Jahre	–	21
Silbernitrat	5 Jahre	–	2
Silbersulfadiazin	5 Jahre	–	2
Gefälltes Siliciumdioxid	10 Jahre	–	1
Hochdisperses Siliciumdioxid	5 Jahre	–	2
Entöltes Sojalecithin	1 Jahr	–	2
Raffiniertes Sojaöl	6 Monate	Vor Licht geschützt, bei höchstens 25 °C, in dicht verschlossenen, dem Verbrauch angemessenen, möglichst vollständig gefüllten Behältnissen oder unter Inertgas. In dieser Weise abgefüllte Öle dürfen zur Lagerung nicht mit Ölen im Anbruch gemischt werden. Retest nach 3 Monaten.	70
Somatotropin	2 Jahre	In sehr gut verschlossenen Gefäßen. Vor Licht geschützt. Kühl.	1
Sonnenblumenblüten	3 Jahre	–	21
Sonnenblumenkerne	3 Jahre	–	21
Raffiniertes Sonnenblumenöl	6 Monate	Vor Licht geschützt, bei höchstens 25 °C, in dicht verschlossenen, dem Verbrauch angemessenen, möglichst vollständig gefüllten Behältnissen oder unter Inertgas. In dieser Weise abgefüllte Öle dürfen zur Lagerung nicht mit Ölen im Anbruch gemischt werden. Retest nach 3 Monaten.	70
Raffiniertes Sonnenblumenöl, ölsäurereich	1 Jahr	Vor Licht geschützt, bei höchstens 25 °C, in dicht verschlossenen, dem Verbrauch angemessenen, möglichst vollständig gefüllten Behältnissen oder unter Inertgas. In dieser Weise abgefüllte Öle dürfen zur Lagerung nicht mit Ölen im Anbruch gemischt werden. Retest nach 6 Monaten.	70
Sonnenhutwurzel	3 Jahre	–	21
Sonnenhutwurzelfluidextrakt 1:1	3 Jahre	–	22
Sonnenhutwurzeltinktur 1:1	3 Jahre	–	22
Sonnentaukraut	5 Jahre	–	1
Sonnentaukrautfluidextrakt 1:1 Erg.-B. 6	1,5 Jahre	–	22
Sorbinsäure	5 Jahre	–	2
Sorbitanmonooleat	3 Jahre	–	2
Sorbitanmonopalmitat	3 Jahre	–	2
Sorbitantrioleat	5 Jahre	Vor Licht geschützt. Bei 2 bis 15 °C.	1
Sorbitol	5 Jahre	–	2
Sorbitol-Lösung 70 % (kristallisierend)	5 Jahre	–	2
Sorbitol-Lösung 70 % (nicht kristallisierend)	3 Jahre	–	22

Ausgangsstoff	Verwendbar-keitsfrist	Lagerung	Quelle
Spanischfliegentinktur 1:10 DAB 6	3 Jahre	–	22
Spargelwurzel	3 Jahre	–	21
Russischer Spiritus DAB 6	3 Jahre	–	22
Spironolacton	5 Jahre	–	2
Spitzwegerichkraut	*3 Jahre*	*Vor Licht und Feuchtigkeit geschützt.*	*3*
	3 Jahre	–	21
Spitzwegerichkrautfluidextrakt 1:1 Erg.-B. 6	3 Jahre	–	22
Spitzwegerichkrautsirup	2,5 Jahre	–	22
Spitzwegerichkrauttinktur 1:5	3 Jahre	–	22
Squalan	2 Jahre	Vor Licht geschützt, bei höchstens 25 °C, in dicht verschlossenen, dem Verbrauch angemessenen, möglichst vollständig gefüllten Behältnissen oder unter Inertgas. In dieser Weise abgefüllte Öle dürfen zur Lagerung nicht mit Ölen im Anbruch gemischt werden. Retest nach 1 Jahr.	70
Stearinsäure	5 Jahre	–	2
Stearylalkohol	5 Jahre	–	2
Stechapfelsamentinktur 1:10 Erg.-B. 6	3 Jahre	–	22
Rademachersche Stechkörnertinktur Erg.-B. 6	2 Jahre	–	22
Steinbrechkraut	3 Jahre	–	21
Steinkleekraut	3 Jahre	–	21
Steinkleekrauttinktur 1:5	3 Jahre	–	22
Steinkohlenteer	5 Jahre	–	2
Steinkohlenteerlösung DAC	3 Jahre	–	2
Sternanis	*Variabel, 0,5 % Verlust (absolut) an ätherischem Öl pro Jahr.*	*Vor Licht und Feuchtigkeit geschützt.*	*3*
	3 Jahre	–	21
Stiefmütterchenblüten	3 Jahre	–	21
Stiefmütterchenkraut	*3 Jahre*	*Vor Licht und Feuchtigkeit geschützt.*	*3*
	3 Jahre	–	21
Stiefmütterchenkrauttinktur 1:5	3 Jahre	–	22
Stockrosenblüten	3 Jahre	–	21
Streptomycinsulfat	5 Jahre	In sehr gut verschlossenen Gefäßen. In Gefäßen, die eine Kontamination mit Mikroorganismen ausschließen, falls die Substanz zur Weiterverarbeitung zu Injektionszubereitungen bestimmt ist.	1
Strophanthussamentinktur 1:10	3 Jahre	–	22
Succimer	2 Jahre	Bei 2 bis 8 °C.	2

Ausgangsstoff	Verwendbarkeitsfrist	Lagerung	Quelle
Sucralfat	3 Jahre	–	2
Eingestellter Süßholzfluidextrakt DAB	3 Jahre	–	22
Süßholzsirup DAB 6	2 Jahre	–	22
Standardisierter Süßholztrockenextrakt DAC	3 Jahre	–	28
Süßholzwurzel	*3 Jahre*	*Vor Licht und Feuchtigkeit geschützt.*	*3*
	3 Jahre	–	21
Geschälte Süßholzwurzel	3 Jahre	–	21
Süßorangenblüten	3 Jahre	–	21
Süßorangenschalen	3 Jahre	–	21
Sulfacetamid	5 Jahre	–	2
Sulfacetamid-Natrium	5 Jahre	–	2
Sulfadiazin	5 Jahre	–	2
Sulfadimidin	5 Jahre	–	2
Sulfafurazol	5 Jahre	–	2
Sulfaguanidin	5 Jahre	–	2
Sulfamerazin	10 Jahre	Vor Licht geschützt.	1
Sulfamethizol	5 Jahre	–	2
Sulfamethoxazol	5 Jahre	–	2
Sulfanilamid	5 Jahre	–	2
Sulfasalazin	5 Jahre	–	36
Sulfathiazol	5 Jahre	–	2
Sulfathiazol-Natrium	5 Jahre	In sehr gut verschlossenen Gefäßen. Vor Licht geschützt.	1
Sulfisomidin	5 Jahre	Vor Licht geschützt.	1
Sulfogaiacol-Hydrat	5 Jahre	–	2
Sulfoguajakolsirup DAB 6	2 Jahre	–	22
Sulpirid	5 Jahre	–	2
Sumpfporstkraut	3 Jahre	–	21
Sumpfporstkrauttinktur 1:10	3 Jahre	–	22
Suxamethoniumbromid	5 Jahre	Vor Licht geschützt.	1
Suxamethoniumchlorid	3 Jahre	–	2
Syzygiumrinde	3 Jahre	–	21

T

Ausgangsstoff	Verwendbarkeitsfrist	Lagerung	Quelle
Taigawurzel	3 Jahre	–	21
Talinolol	5 Jahre	Vor Licht geschützt.	1
Talkum	5 Jahre	–	2
Tamoxifencitrat	5 Jahre	Retest nach 2,5 Jahren.	24

Ausgangsstoff	Verwendbarkeitsfrist	Lagerung	Quelle
Tang	5 Jahre	–	21
Tangfluidextrakt 1:1	2 Jahre	–	22
Tannin	2 Jahre	–	2
Tannin-Eiweiß	2 Jahre	–	2
Taubnesselblüten	2,5 Jahre	–	21
Taubnesselblütentinktur 1:5	3 Jahre	–	22
Taubnesselkraut	3 Jahre	–	21
Taurin	3 Jahre	–	2
Tausendgüldenkraut	*3 Jahre*	*Vor Licht und Feuchtigkeit geschützt.*	*3*
	3 Jahre	–	21
Tausendgüldenkrauttinktur 1:5	3 Jahre	–	22
Grüner Tee	3 Jahre	–	21
Temazepam	5 Jahre	–	2
Terazosinhydrochlorid-Dihydrat	5 Jahre	Vor Licht geschützt.	25
Terbutalinsulfat	3 Jahre	–	2
Terpentinöl	2 Jahre	–	2
Testosteron	5 Jahre	–	2
Testosteronenantat	5 Jahre	In sehr gut verschlossenen Gefäßen. Bei 2 bis 15 °C. Mindestens in Abständen von 6 Monaten ist auf alkalisch oder sauer reagierende Verunreinigungen zu prüfen.	1
Testosteronpropionat	5 Jahre	–	2
Tetracainhydrochlorid	5 Jahre	–	2
Tetracyclinhydrochlorid	3 Jahre	–	2
Tetracyclinhydrochlorid (mikronisiert)	1 Jahr	–	2
Teufelskrallenwurzel	3 Jahre	–	21
Teufelskrallenwurzelfluidextrakt 1:1	3 Jahre	–	22
Eingestellter Teufelskrallenwurzeltrockenextrakt (ethanolisch) Ph. Eur.	3 Jahre	–	28
Eingestellter Teufelskrallenwurzeltrockenextrakt (wässrig) Ph. Eur.	3 Jahre	–	28
Theobromin	5 Jahre	–	2
Theobromin-Natriumsalicylat	5 Jahre	In sehr gut verschlossenen Gefäßen. Vor Licht geschützt.	1
Theophyllin	4 Jahre	Dicht verschlossen, vor Licht geschützt. Im Abstand von 6 Monaten Bestimmung des Wassergehalts.	30
Wasserfreies Theophyllin-Ethylendiamin	3 Jahre	–	2
Theophyllin-Monohydrat	4 Jahre	Dicht verschlossen, vor Licht geschützt. Im Abstand von 6 Monaten Bestimmung des Wassergehalts.	30
Theriak ohne Opium	2 Jahre	–	22

Ausgangsstoff	Verwendbar-keitsfrist	Lagerung	Quelle
Thiamazol	5 Jahre	Vor Licht geschützt.	1
Thiaminchloridhydrochlorid	5 Jahre	–	2
Thiomersal	5 Jahre	–	2
Thiopental-Natrium zur Injektion	4 Jahre	Höchstens 25 °C, vor Licht geschützt.	26
Thioridazinhydrochlorid	5 Jahre	–	2
Threonin	3 Jahre	–	23
Thrombin	3 Jahre. Wässrige Lösungen der Substanz sind nicht länger als 4 Stunden haltbar.	In sehr gut verschlossenen Gefäßen. Sehr kühl. Vor Licht geschützt.	1
Thymian	*Variabel, 0,15 % Verlust (absolut) an ätherischem Öl pro Jahr.*	*Vor Licht und Feuchtigkeit geschützt.*	*3*
	3 Jahre	–	21
Thymianfluidextrakt DAB	3 Jahre	–	22
Thymian-Hustensaft DAB 6	2 Jahre	–	22
Thymiankrautsirup Erg.-B. 6	2 Jahre	–	22
Thymiantinktur DAC	3 Jahre	–	22
Zusammengesetzte Thymiankrauttinktur	3 Jahre	–	22
Thymiankrauttrockenextrakt (ethanolisch)	3 Jahre	–	28
Thymianöl vom Thymol-Typ	2 Jahre	–	2
Thymol	5 Jahre	–	2
Thymoxaminhydrochlorid	5 Jahre	–	2
Ticlopidinhydrochlorid	6 Jahre	–	62
Timololmaleat	5 Jahre	–	38
Aromatische Tinktur DAB 6	3 Jahre	–	22
Bittere Tinktur DAB 6	3 Jahre	–	22
Blähungstreibende Tinktur Erg.-B. 6	3 Jahre	–	22
Tiopronin	3 Jahre	–	2
Titandioxid	5 Jahre	–	2
Tobramycin	3 Jahre	–	2
Tobramycinsulfat	3 Jahre	–	2
α-Tocopherolacetat	3 Jahre	–	2
DL-α-Tocopherolhydrogensuccinat	3 Jahre	–	2
Tolbutamid	5 Jahre	–	2
Tolnaftat	3 Jahre	–	2

Ausgangsstoff	Verwendbar-keitsfrist	Lagerung	Quelle
Tolubalsam	2 Jahre	–	2
Weißer Ton	5 Jahre	–	2
Tonkabohnen	3 Jahre	–	21
Tormentilltinktur Ph. Eur.	3 Jahre	–	22
Tormentillwurzelstock	*2 Jahre*	*Vor Licht und Feuchtigkeit geschützt.*	*3*
	3 Jahre	–	21
Tormentillwurzelstockfluidextrakt 1:1	2 Jahre	–	22
Tosylchloramid-Natrium	2 Jahre	–	2
Tragant	3 Jahre	–	2
Tramadolhydrochlorid	5 Jahre	–	2
Tranylcyprominsulfat	3 Jahre	–	2
Trapidil	5 Jahre	–	1
Raffiniertes Traubenkernöl	3 Monate	Vor Licht geschützt, bei höchstens 25 °C, in dicht verschlossenen, dem Verbrauch angemessenen, möglichst vollständig gefüllten Behältnissen oder unter Inertgas. In dieser Weise abgefüllte Öle dürfen zur Lagerung nicht mit Ölen im Anbruch gemischt werden. Retest nach 3 Monaten.	70
Tretinoin	2 Jahre	Bei 2 bis 8 °C.	2
Triamcinolon	5 Jahre	–	2
Triamcinolonacetonid	5 Jahre	–	2
Triamteren	5 Jahre	–	2
Trichloressigsäure	2 Jahre	–	2
Triclocarban	5 Jahre	Vor Licht geschützt.	1
Triclosan	5 Jahre	–	2
Trifluoperazindihydrochlorid	5 Jahre	–	2
Triflusal	3 Jahre	Dicht verschlossen.	50
Mittelkettige Triglyceride	2 Jahre	Vor Licht geschützt, bei höchstens 25 °C, in dicht verschlossenen, dem Verbrauch angemessenen, möglichst vollständig gefüllten Behältnissen oder unter Inertgas. In dieser Weise abgefüllte Öle dürfen zur Lagerung nicht mit Ölen im Anbruch gemischt werden. Retest nach 1 Jahr.	70
Trihexyphenidylhydrochlorid	5 Jahre	–	2
Trimethadion	3 Jahre	–	2
Trimethoprim	5 Jahre	–	2
Trimipraminhydrochlorid	5 Jahre	Vor Licht geschützt.	1
Tripelennaminhydrochlorid	5 Jahre	–	2
Triperidenhydrochlorid	5 Jahre	–	1
Tripolidinhydrochlorid-Monohydrat	5 Jahre	Vor Licht geschützt.	25
Trometamol	5 Jahre	–	2

Ausgangsstoff	Verwendbarkeitsfrist	Lagerung	Quelle
Tropicamid	5 Jahre	–	2
Tryptophan	3 Jahre	–	2
DL-Tryptophan	5 Jahre	–	1
Tubocurarinchlorid	3 Jahre	–	2
Tyrosin	3 Jahre	–	2
U			
Ulmenrinde	3 Jahre	–	21
Undecylensäure	3 Jahre	–	2
Urotropin	3 Jahre	–	2
V			
Valin	3 Jahre	–	23
Valproinsäure	5 Jahre	–	46
Vancomycinhydrochlorid	2 Jahre	Bei 2 bis 8 °C.	59
Vanille	2 Jahre	–	21
Vanilletinktur 1:5 Erg.-B. 6	3 Jahre	–	22
Vanillin	5 Jahre	–	2
Gelbes Vaselin siehe Tab. 3			
Weißes Vaselin siehe Tab. 3			
Vasoliniment Erg.-B. 6	3 Jahre	–	22
Veilchenkraut	3 Jahre	–	21
Veilchenwurzel	3 Jahre	–	21
Echte Veilchenwurzel	3 Jahre	–	21
Verapamilhydrochlorid	5 Jahre	Dicht verschlossen, vor Licht geschützt. Retest nach 3 Jahren.	30
Echtes Verbenenkraut	3 Jahre	–	21
Viburnumrinde	3 Jahre	–	21
Viburnumrindenfluidextrakt	3 Jahre	–	2
Vincristinsulfat	3 Jahre	Dicht verschlossen, vor Licht geschützt, unterhalb von −20 °C.	49
Ölige Lösung von synthetischem Vitamin A	2 Jahre	Bei 2 bis 8 °C.	2
Vogelbeeren	3 Jahre	–	21
Vogelknöterichkraut	3 Jahre	–	21
Vogelmierenkraut	3 Jahre	–	21

Ausgangsstoff	Verwendbarkeitsfrist	Lagerung	Quelle
W			
Wacholderbeeren	*Variabel, 0,4 % Verlust (absolut) an ätherischem Öl pro Jahr.*	*Vor Licht und Feuchtigkeit geschützt.*	*3*
	3 Jahre	–	21
Wacholderbeerenfluidextrakt 1:1	3 Jahre	–	22
Wacholderbeerentinktur 1:5	3 Jahre	–	22
Wacholderöl	2 Jahre	–	2
Wacholderholz	3 Jahre	–	21
Wacholdernadeln	3 Jahre	–	21
Wacholderspiritus DAB 6	2 Jahre	–	22
Gebleichtes Wachs	5 Jahre	–	21
Gelbes Wachs	5 Jahre	–	21
Waldmeisterkraut	3 Jahre	–	21
Waldrebenkraut	3 Jahre	–	21
Walnussblätter	*3 Jahre*	*Vor Licht und Feuchtigkeit geschützt.*	*3*
	3 Jahre	–	21
Walnussblätterfluidextrakt 1:1	3 Jahre	–	22
Walnussblättertinktur 1:5	3 Jahre	–	22
Walnussschalen	3 Jahre	–	21
Warfarin-Natrium	2 Jahre	Dicht verschlossen, in möglichst vollständig gefüllten Behältnissen.	68
Konserviertes Wasser DAC siehe Tab. 4			
Wasserhanfkraut	3 Jahre	–	21
Asiatisches Wassernabelkraut	3 Jahre	–	21
Wasserstoffperoxid-Lösung 30 %	3 Jahre	–	2
Wasserstoffperoxid-Lösung 3 % SZ	*2 Jahre*	*In Behältnissen mit Druckausgleichsventil. Die Lösung ist mit Phosphorsäure 10 % stabilisiert. Nicht über 25 °C.*	*3*
Wegwartenkraut	3 Jahre	–	21
Wegwartenkrauttinktur 1:5	3 Jahre	–	22
Wegwartenwurzel	3 Jahre	–	21
Weidenblätter	3 Jahre	–	21
Weidenrinde	3 Jahre	–	21
Weidenrindenfluidextrakt 1:1	3 Jahre	–	22
Weidenrindentrockenextrakt Ph. Eur.	3 Jahre	–	28
Schmalblättriges Weidenröschenkraut	3 Jahre	–	21

Ausgangsstoff	Verwendbarkeitsfrist	Lagerung	Quelle
Weihrauch	3 Jahre	–	21
Weinblätter	3 Jahre	–	21
Weinsäure	5 Jahre	–	2
Weißdornbeeren	3 Jahre	–	21
Weißdornblätter mit Blüten	*3 Jahre*	*Vor Licht und Feuchtigkeit geschützt.*	*3*
	3 Jahre	–	21
Weißdornblüten	3 Jahre	–	21
Weißdornblütenfluidextrakt 1:1 Erg.-B. 6	3 Jahre	–	22
Weißdornblütentinktur 1:5	3 Jahre	–	22
Weißdornfrüchtefluidextrakt 1:1	3 Jahre	–	22
Weißdornfrüchtetinktur 1:5	3 Jahre	–	22
Weißdorntinktur aus Blättern und Blüten DAC	3 Jahre	–	22
Weißdorntrockenextrakt aus Blättern und Blüten (ethanolisch)	3 Jahre	–	28
Weißdorntrockenextrakt aus Blättern und Blüten (wässrig)	3 Jahre	–	28
Natives Weizenkeimöl	3 Monate	Vor Licht geschützt, bei höchstens 25 °C, in dicht verschlossenen, dem Verbrauch angemessenen, möglichst vollständig gefüllten Behältnissen oder unter Inertgas. In dieser Weise abgefüllte Öle dürfen zur Lagerung nicht mit Ölen im Anbruch gemischt werden. Retest nach 3 Monaten.	70
Raffiniertes Weizenkeimöl	3 Monate	Vor Licht geschützt, bei höchstens 25 °C, in dicht verschlossenen, dem Verbrauch angemessenen, möglichst vollständig gefüllten Behältnissen oder unter Inertgas. In dieser Weise abgefüllte Öle dürfen zur Lagerung nicht mit Ölen im Anbruch gemischt werden. Retest nach 3 Monaten.	70
Weizenkleie	3 Jahre	–	21
Weizenstärke	5 Jahre	–	2
Wermutkraut	*Variabel, 0,1 % Verlust (absolut) an ätherischem Öl pro Jahr.*	*Vor Licht und Feuchtigkeit geschützt.*	*3*
	3 Jahre	–	21
Wermutkrautfluidextrakt 1:1	2 Jahre	–	22
Wermuttinktur DAC	3 Jahre	–	22
Raffiniertes Wiesenschaumkrautöl	3 Monate	Vor Licht geschützt, bei höchstens 25 °C, in dicht verschlossenen, dem Verbrauch angemessenen, möglichst vollständig gefüllten Behältnissen oder unter Inertgas. In dieser Weise abgefüllte Öle dürfen zur Lagerung nicht mit Ölen im Anbruch gemischt werden. Retest nach 3 Monaten.	70
Wollblumen	*3 Jahre*	*Vor Licht und Feuchtigkeit geschützt.*	*3*
Königskerzenblüten/Wollblumen	3 Jahre	–	21

Ausgangsstoff	Verwendbarkeitsfrist	Lagerung	Quelle
Wollblumenblütentinktur 1:5	3 Jahre	–	22
Wollwachs	3 Jahre	–	2
Wasserhaltiges Wollwachs Ph. Eur.	1 Jahr	–	2
Wollwachsalkoholcreme DAB siehe Tab. 3			
Wollwachsalkoholsalbe DAB siehe Tab. 3			
Wollwachsalkoholsalben SR DAC siehe Tab. 3			
Wasserhaltige Wollwachsalkoholsalben SR DAC siehe Tab. 3			
Wundkleeblüten	3 Jahre	–	21
X			
Xantinolnicotinat	5 Jahre	–	2
Xylitol	5 Jahre	–	2
Xylometazolinhydrochlorid	5 Jahre	–	2
Xylose	5 Jahre	–	2
Y			
Yohimbeherinde	3 Jahre	–	21
Yohimbinhydrochlorid	5 Jahre	–	2
Ysopkraut	3 Jahre	–	21
Z			
Zaunrübenwurzel	3 Jahre	–	21
Chinesischer Zimt	2 Jahre	–	21
Zimtblüten	3 Jahre	–	21
Zimtöl	2 Jahre	–	2
Zimtrinde	*1 Jahr*	*Vor Licht und Feuchtigkeit geschützt.*	*3*
	2 Jahre	–	21
Zimttinktur DAB 6	3 Jahre	–	22
Zimtwasser DAB 6	1 Jahr	–	22
Zinkaspartat	3 Jahre	–	2
Zinkchlorid	2 Jahre	–	2
Zinkgluconat	5 Jahre	–	2
Zinköl SZ	*1 Jahr*	*Dicht verschlossen.*	*3*
Zinkorotat-Dihydrat	5 Jahre	–	2
Zinkoxid	5 Jahre	–	2
Zinkoxidschüttelmixtur DAC siehe Tab. 3			
Ethanolhaltige Zinkoxidschüttelmixtur NRF siehe Tab. 3			

Ausgangsstoff	Verwendbarkeitsfrist	Lagerung	Quelle
Zinkpaste DAB siehe auch Tab. 3	*3 Jahre*	–	*3*
Weiche Zinkpaste DAB siehe auch Tab. 3	*3 Jahre*	–	*3*
Zinkperoxid	3 Jahre	–	2
Zinkpyrithion	3 Jahre	–	2
Zinksalbe DAB siehe auch Tab. 3	*3 Jahre*	–	*3*
Zinkstearat	5 Jahre	–	2
Zinksulfat-Heptahydrat	2 Jahre	Vor Gebrauch verreiben.	2
Zinkundecylenat	5 Jahre	–	2
Zinn(II)-chlorid-Dihydrat	2 Jahre	–	2
Zitronellwasser Erg.-B. 6	1 Jahr	–	22
Zitronenschalen	3 Jahre	–	21
Zitwerwurzelstock	3 Jahre	–	21
Zuckercouleur	2 Jahre	–	22
Ethanolhaltige Zuckercouleurlösung	3 Jahre	–	22
Zwiebeltinktur 1:2	3 Jahre	–	22

Tabelle 2: Verwendbarkeitsfristen der TCM-Drogen. Empfehlungen bei fehlender Herstellerangabe.

Ausgangsstoff Latein	Pinyin	Verwendbarkeitsfrist	Lagerung	Quelle
A				
Abutili semen	Qingmazi	4 Jahre	–	66
Acanthopanacis gracilistyli cortex	Wujiapi	5 Jahre	–	65, 66
Achyranthis bidentatae radix	Niuxi	5 Jahre	–	64, 65, 66
Aconiti lateralis radix praeparata	Fuzi	5 Jahre	–	64, 65, 66
Aconiti radix praeparata	Zhichuanwu	5 Jahre	–	65, 66
Acori tatarinowii rhizoma	Shichangpu	3 Jahre	–	64, 65
Adenophorae radix	Nanshashen	5 Jahre	–	65
Agrimoniae herba	Xianhecao	5 Jahre	–	65, 66
Ailanthi cortex	Chunpi	5 Jahre	–	65
Albiziae cortex	Hehuanpi	4 Jahre	–	64, 65, 66
Albiziae flos	Hehuanhua	4 Jahre	–	65, 66
Albiziae immaturus flos	Hehuanmi	4 Jahre	–	66
Alismatis rhizoma	Zexie	5 Jahre	–	64, 65, 66
Allii macrostemonis bulbus	Xiebai	4 Jahre	–	64, 66
Alpiniae oxyphyllae fructus	Yizhiren	3 Jahre	–	65
Alumen	Baifan	5 Jahre	–	66
Amomi fructus	Sharen	3 Jahre	–	65
Amomi fructus rotundus	Doukou	3 Jahre	–	65
Anemarrhenae asphodeloides rhizoma	Zhimu	5 Jahre	–	64, 65, 66
Angelicae dahuricae radix	Baizhi	4 Jahre	–	65, 66
Angelicae pubescentis radix	Duhuo	3 Jahre	–	64, 65
Angelicae sinensis radix	Danggui	5 Jahre	–	64, 65, 66
Apocyni veneti folium	Luobumaye	5 Jahre	–	66
Aquilariae lignum resinatum	Chenxiang	5 Jahre	–	65
Arcae concha	Walengzi	5 Jahre	–	66
Arctii fructus	Niubangzi	5 Jahre	–	65, 66
Arecae pericarpium	Dafupi	4 Jahre	–	65
Arecae semen	Binglang	4 Jahre	–	65
Arisaematis rhizoma	Tiannanxing	5 Jahre		66
Arisaematis rhizoma praeparatum	Zhitiannanxing	5 Jahre	–	64, 65
Armeniacae semen amarum	Kuxingren	3 Jahre	Bei 2 bis 10 °C (65).	64, 65
Artemisiae annuae herba	Qinghao	3 Jahre	–	64, 65
Artemisiae argyi folium	Aiye	5 Jahre		64
Artemisiae scopariae herba	Yinchen	3 Jahre	–	64, 65

Ausgangsstoff Latein	Pinyin	Verwendbar-keitsfrist	Lagerung	Quelle
Asparagi radix et rhizoma	Tiandong	4 Jahre	–	64, 65
Asteris radix et rhizoma	Ziwan	5 Jahre	–	64, 65, 66
Astragali complanati semen	Shayuanzi	4 Jahre	–	65
Astragali mongholici radix	Huangqi	5 Jahre	–	64, 65, 66
Atractylodis macrocephalae rhizoma	Baizhu	5 Jahre	–	64, 65, 66
Atractylodis rhizoma	Cangzhu	4 Jahre	–	65, 66
Aucklandiae radix	Muxiang	5 Jahre	–	64, 65, 66
Aurantii fructus	Zhiqiao	4 Jahre	–	65, 66
Aurantii fructus immaturus	Zhishi	5 Jahre	–	64, 65, 66
B				
Bambusae caulis in taeniam	Zhuru	5 Jahre	–	64, 65, 66
Bambusae concretio silicea	Tianzhuhuang	5 Jahre	–	65
Belamcandae rhizoma	Shegan	5 Jahre	–	65
Benincasae semen praeparatum	Dongguazi	5 Jahre	–	65, 66
Bistortae rhizoma	Quanshen	5 Jahre	–	65
Bombyx batryticatus	Jiangcan	3 Jahre	–	65
Borneolum	Bingpian	5 Jahre	–	66
Bupleuri radix	Chaihu	5 Jahre	–	64, 65, 66
C				
Campsis flos	Lingxiaohua	5 Jahre	–	65
Cannabis fructus	Huomaren	5 Jahre	–	65, 66
Carthami flos	Honghua	5 Jahre	–	64, 65, 66
Cassiae semen	Juemingzi	4 Jahre	–	65
Celosiae cristatae flos	Jiguanhua	4 Jahre	–	65
Celosiae semen	Qingxiangzi	5 Jahre	–	65, 66
Centipedae herba	Ebushicao	5 Jahre	–	65
Chaenomelis fructus	Mugua	5 Jahre	–	65, 66
Chebulae fructus	Hezi	4 Jahre	–	65
Chrysanthemi flos	Juhua	4 Jahre	–	65
Chrysanthemi indici flos	Yejuhua	4 Jahre	–	65
Chuanxiong rhizoma	Chuanxiong	4 Jahre	–	65, 66
Cibotii rhizoma	Gouji	5 Jahre	–	65
Cicadae periostracum	Chantui	3 Jahre	–	65
Cimicifugae rhizoma	Shengma	5 Jahre	–	64, 65, 66
Cinnamomi cortex	Rougui	3 Jahre	–	65
Cinnamomi ramulus	Guizhi	4 Jahre	–	64, 65, 66

Ausgangsstoff Latein	Pinyin	Verwendbar-keitsfrist	Lagerung	Quelle
Cistanches herba	Roucongrong	5 Jahre	–	65, 66
Citri reticulatae pericarpium	Chenpi	5 Jahre	–	64, 65, 66
Citri reticulatae pericarpium viride	Qingpi	5 Jahre	–	65, 66
Citri sarcodactylis fructus	Foshou	5 Jahre	–	65, 66
Clematidis armandii caulis	Chuanmutong	5 Jahre	–	64, 65, 66
Clematidis radix et rhizoma	Weilingxian	5 Jahre	–	64, 65, 66
Cnidii fructus	Shechuangzi	5 Jahre	–	65, 66
Codonopsis radix	Dangshen	5 Jahre	–	64, 65, 66
Coicis semen	Yiyiren	3 Jahre	–	64, 65
Coptidis rhizoma	Huanglian	5 Jahre	–	64, 65, 66
Corni fructus	Shanzhuyu	5 Jahre	Bei 2 bis 10 °C (65).	64, 65, 66
Corydalis rhizoma	Yanhusuo	5 Jahre	–	64, 65, 66
Crataegi fructus	Shanzha	4 Jahre	–	65
Curculiginis rhizoma	Xianmao	5 Jahre	–	65, 66
Curcumae longae rhizoma	Jianghuang	3 Jahre	–	64, 65
Curcumae radix	Yujin	4 Jahre	–	65
Curcumae rhizoma	Ezhu	3 Jahre	–	65
Cuscutae semen	Tusizi	5 Jahre	–	64, 65, 66
Cyathulae radix	Chuanniuxi	5 Jahre	–	65, 66
Cynanchi atrati radix et rhizoma	Baiwei	5 Jahre	–	65
Cynanchi stauntonii radix et rhizoma	Baiqian	5 Jahre	–	65
Cynomorii herba	Suoyang	5 Jahre	–	65
Cyperi rhizoma	Xiangfu	3 Jahre	–	64, 65
D				
Dendrobii herba	Shihu	5 Jahre	–	65
Dianthi herba	Qumai	5 Jahre	–	65
Dictamni cortex	Baixianpi	5 Jahre	–	64, 65, 66
Dioscoreae hypoglaucae rhizoma	Fenbixie	5 Jahre	–	64, 65, 66
Dioscoreae nipponicae rhizoma	Chuanshanlong	5 Jahre	–	66
Dioscoreae rhizoma	Shanyao	5 Jahre	–	64, 65, 66
Dipsaci radix	Xuduan	5 Jahre	–	64, 65, 66
Draconis resina	Xuejie	5 Jahre	–	66
Drynariae rhizoma	Gusuibu	5 Jahre	–	65
E				
Ecliptae herba	Mohanlian	5 Jahre	–	64, 65, 66
Ephedrae herba	Mahuang	3 Jahre	–	64, 65

Ausgangsstoff Latein	Pinyin	Verwendbar-keitsfrist	Lagerung	Quelle
Ephedrae radix et rhizoma	Mahuanggen	5 Jahre	–	65
Epimedii folium	Yinyanghuo	5 Jahre	–	64, 65, 66
Eriobotryae folium	Pipaye	5 Jahre	–	64, 65
Erythrinae cortex	Haitongpi	5 Jahre	–	65
Eucommiae cortex	Duzhong	5 Jahre	–	64, 65, 66
Euryales semen	Qianshi	5 Jahre	–	65
Evodiae fructus	Wuzhuyu	4 Jahre	–	65, 66
F				
Foeniculi fructus	Xiaohuixiang	4 Jahre	–	65
Forsythiae fructus	Lianqiao	5 Jahre	–	64, 65
Fraxini cortex	Qinpi	5 Jahre	–	65
Fritillariae cirrhosae bulbus	Chuanbeimu	5 Jahre	–	64, 65
Fritillariae thunbergii bulbus	Zhebeimu	5 Jahre	–	64, 65, 66
G				
Ganoderma	Lingzhi	4 Jahre	–	65
Gardeniae fructus	Zhizi	5 Jahre	–	64, 65, 66
Gastrodiae rhizoma	Tianma	5 Jahre	–	65
Gentianae macrophyllae radix	Qinjiao	5 Jahre	–	64, 65, 66
Gentianae radix et rhizoma	Longdan	5 Jahre	–	65, 66
Ginkgo semen	Baiguo	4 Jahre	–	65
Ginseng radix et rhizoma	Renshen	4 Jahre	–	64, 65, 66
Ginseng radix et rhizoma rubra	Hongshen	5 Jahre	–	65, 66
Glehniae radix	Beishashen	5 Jahre	–	64, 65, 66
Glycyrrhizae radix et rhizoma	Gancao	5 Jahre	–	64, 65, 66
Glycyrrhizae radix et rhizoma praeparata	Zhigancao	5 Jahre	–	65, 66
Gypsum fibrosum	Shigao	5 Jahre	–	64, 65
H				
Haematitum	Zheshi	8 Jahre	–	65
Haliotidis concha	Shijueming	8 Jahre	–	65
Hirudo	Shuizhi	3 Jahre	–	65
Hordei fructus germinatus	Maiya	5 Jahre	–	65, 66
Houttuyniae herba	Yuxingcao	3 Jahre	–	64
I				
Imperatae rhizoma	Baimaogen	5 Jahre	–	65
Indigo naturalis	Qingdai	5 Jahre	–	65

Ausgangsstoff Latein	Pinyin	Verwendbarkeitsfrist	Lagerung	Quelle
Inulae flos	Xuanfuhua	4 Jahre	–	65, 66
Inulae radix	Tumuxiang	5 Jahre	–	65
Isatidis folium	Daqingye	5 Jahre	–	65, 66
Isatidis radix	Banlangen	5 Jahre	–	65
J				
Jujubae fructus	Dazao	4 Jahre	Bei 2 bis 10 °C (65).	65, 66
Junci medula	Dengxincao	4 Jahre	–	65
K				
Kochiae fructus	Difuzi	5 Jahre	–	65, 66
L				
Lablab semen album	Baibiandou	5 Jahre	–	65, 66
Laminariae seu eckloniae thallus	Kunbu	4 Jahre	–	65
Leonuri herba	Yimucao	4 Jahre	–	65
Lepidii semen	Tinglizi	3 Jahre	–	64
Ligustici rhizoma et radix	Gaoben	4 Jahre	–	65, 66
Ligustri lucidi fructus	Nüzhenzi	5 Jahre	–	64, 65, 66
Lilii bulbus	Baihe	4 Jahre	–	65
Linderae radix	Wuyao	5 Jahre	–	65, 66
Liquidambaris fructus	Lulutong	5 Jahre	–	65, 66
Longan arillus	Longyanrou	4 Jahre	Bei 2 bis 10 °C (65).	65, 66
Lonicerae japonicae caulis	Rendongteng	5 Jahre	–	64, 65, 66
Lonicerae japonicae flos	Jinyinhua	3 Jahre	–	64, 65
Lophateri herba	Danzhuye	5 Jahre	–	65, 66
Luffae fructus retinervus	Sigualuo	5 Jahre	–	66
Lycii cortex	Digupi	5 Jahre	–	64, 65, 66
Lycii fructus	Gouqizi	3 Jahre 4 Jahre	– Bei 2 bis 10 °C.	64 65
Lycopi herba	Zelan	5 Jahre	–	65, 66
Lygodii spora	Haijinsha	4 Jahre	–	65
Lysimachiae herba	Jinqiancao	4 Jahre	–	65
M				
Magnetitum	Cishi	8 Jahre	–	65
Magnoliae officinalis flos	Xinyi	3 Jahre	–	64, 65
Magnoliae officinalis cortex	Houpo	4 Jahre	–	65, 66

Ausgangsstoff Latein	Pinyin	Verwendbarkeitsfrist	Lagerung	Quelle
Margaritiferae concha usta	Zhenzhumu	8 Jahre	–	65
Massa medicata fermentata	Shenqu	5 Jahre	–	66
Mastodi fossilia ossis, Draconis os	Longgu	8 Jahre	–	65, 66
Menthae haplocalycis herba	Bohe	3 Jahre	–	64, 65
Meretricis seu cycline concha	Geqiao	5 Jahre	–	66
Momordicae fructus	Luohanguo	4 Jahre	–	66
Mori cortex	Sangbaipi	5 Jahre	–	64, 65, 66
Mori folium	Sangye	5 Jahre	–	65, 66
Mori fructus	Sangshen	4 Jahre	Bei 2 bis 10 °C.	65
Mori ramulus	Sangzhi	5 Jahre	–	65, 66
Morindae officinalis radix	Bajitian	5 Jahre	–	65, 66
Moslae herba	Xiangru	5 Jahre	–	65
Moutan cortex	Mudanpi	4 Jahre	–	65, 66
Mume fructus	Wumei	5 Jahre	–	65, 66
Myristicae semen	Roudoukou	4 Jahre	–	65
Myrrha	Moyao	5 Jahre	–	66
N				
Natrii sulfas	Mangxiao	5 Jahre	–	66
Nelumbinis folium	Heye	5 Jahre	–	66
Nelumbinis rhizomatis nodus	Oujie	5 Jahre	–	65
Nelumbinis semen	Lianzi	4 Jahre	–	65
Notoginseng radix	Sanqi	5 Jahre	–	65, 66
Notopterygii rhizoma et radix	Qianghuo	3 Jahre	–	64, 65
O				
Olibanum	Ruxiang	6 Jahre	–	66
Ophiopogonis radix	Maidong	5 Jahre	–	64, 65, 66
Oroxyli semen	Muhudie	4 Jahre	–	65
Oryzae fructus germinatus	Daoya	5 Jahre	–	65, 66
Ostreae concha	Muli	8 Jahre	–	65
P				
Paeoniae radix alba	Baishao	5 Jahre	–	64, 65, 66
Paeoniae radix rubra	Chishao	5 Jahre	–	64, 65, 66
Panacis quinquefolii radix	Xiyangshen	5 Jahre	–	64, 65
Paridis rhizoma	Chonglou	5 Jahre	–	65
Perillae folium	Zisuye	3 Jahre	–	64

Ausgangsstoff Latein	Pinyin	Verwendbar-ke tsfrist	Lagerung	Quelle
Perillae fructus	Zisuzi	3 Jahre	–	64
Persicae semen	Taoren	3 Jahre	Bei 2 bis 10 °C (65).	64, 65
Peucedani radix	Qianhu	5 Jahre	–	65, 66
Phaseoli semen	Chixiaodou	5 Jahre	–	65
Phellodendri chinensis cortex	Huangbai	5 Jahre	–	64, 65, 66
Pheretima	Dilong	3 Jahre	–	65
Phragmitis rhizoma	Lugen	5 Jahre	–	65, 66
Pinelliae rhizoma praeparatum	Fabanxia	5 Jahre	–	64, 65, 66
Pinelliae rhizoma praeparatum cum alumine	Qingbanxia	5 Jahre	–	65, 66
Piperis kadsurae caulis	Haifengteng	5 Jahre	–	66
Plantaginis semen	Cheqianzi	3 Jahre	–	64, 65
Platycladi semen	Baiziren	1 Jahr 3 Jahre	– Bei 2 bis 10 °C.	64 65
Platycodinis radix	Jiegeng	5 Jahre	–	64, 65, 66
Pogostemonis herba	Guanghuoxiang	3 Jahre	–	64, 65
Polygalae radix	Yuanzhi	5 Jahre	–	64, 65, 66
Polygonati odorati rhizoma	Yuzhu	5 Jahre	–	65
Polygonati rhizoma	Huangjing	5 Jahre	–	65, 66
Polygoni avicularis herba	Bianxu	5 Jahre	–	65
Polygoni multiflori caulis	Shouwuteng	5 Jahre	–	64, 65, 66
Polygoni multiflori radix	Heshouwu	5 Jahre	–	64, 65, 66
Polygoni multiflori radix praeparata	Zhiheshouwu	5 Jahre	–	64, 65, 66
Polyporus	Zhuling	5 Jahre	–	65, 66
Poria	Fuling	5 Jahre	–	64, 65, 66
Poriae sclerotium pararadicis	Fushen	5 Jahre	–	66
Prunellae spica	Xiakucao	3 Jahre	–	64, 65
Pruni semen	Yuliren	3 Jahre	Bei 2 bis 10 °C.	65
Pseudostellariae radix	Taizishen	5 Jahre	–	64, 65, 66
Psoraleae fructus	Buguzhi	3 Jahre	–	64, 65
Puerariae lobatae radix	Gegen	5 Jahre	–	64, 65, 66
Pulsatillae radix	Baitouweng	5 Jahre	–	65
Pyrrosiae folium	Shiwei	5 Jahre	–	65
R				
Raphani semen	Laifuzi	5 Jahre	–	65, 66
Rehmanniae radix	Dihuang	5 Jahre	–	64, 65, 66

Ausgangsstoff Latein	Pinyin	Verwendbar-keitsfrist	Lagerung	Quelle
Rehmanniae radix praeparata	Shudihuang	5 Jahre	–	64, 65, 66
Rhei radix et rhizoma	Dahuang	3 Jahre	–	64, 65
Rhei radix et rhizoma praeparatum	Shudahuang	3 Jahre	–	64
Rhodoilae radix	Hongjingtian	5 Jahre	–	66
Rosae rugosae flos	Meiguihua	5 Jahre	–	66
Rubi fructus	Fupenzi	4 Jahre	–	65
S				
Salviae miltiorrhizae radix et rhizoma	Danshen	5 Jahre	–	64, 65, 66
Sanguisorbae radix	Diyu	5 Jahre	–	65, 66
Santali albi lignum	Tanxiang	5 Jahre	–	65
Saposhnikoviae radix	Fangfeng	5 Jahre	–	64, 65, 66
Sappan lignum	Sumu	5 Jahre	–	66
Sargassum	Haizao	4 Jahre	–	65
Schisandrae chinensis fructus	Wuweizi	4 Jahre	–	65, 66
Schizonepetae herba	Jingjie	3 Jahre	–	65
Scrophulariae radix	Xuanshen	3 Jahre	–	65
Scutellariae baicalensis radix	Huangqin	5 Jahre	–	64, 65, 66
Scutellariae barbatae herba	Banzhilian	4 Jahre	–	64, 65
Sennae folium	Fanxieye	5 Jahre	–	65
Sesami semen nigrum	Heizhima	4 Jahre	–	65
Siegesbeckiae herba	Xixiancao	5 Jahre	–	64, 65, 66
Sinapis semen	Jiezi	3 Jahre	–	64, 65
Smilacis chinae rhizoma	Baqia	5 Jahre	–	66
Smilacis glabrae rhizoma	Tufuling	5 Jahre	–	65, 66
Sojae semen praeparatum	Dandouchi	5 Jahre	–	65, 66
Sophorae flavescentis radix	Kushen	5 Jahre	–	64, 65, 66
Sophorae flos	Huaihua	4 Jahre	–	65
Sparganii rhizoma	Sanleng	5 Jahre	–	65, 66
Spatholobi caulis	Jixueteng	5 Jahre	–	64, 65, 66
Stellariae radix	Yinchaihu	5 Jahre	–	64, 65
Stemonae radix	Baibu	5 Jahre	–	65
Stephaniae tetrandrae radix	Fangji	5 Jahre	–	64
Sterculiae lychnophorae semen	Pangdahai	4 Jahre	–	65, 66

Ausgangsstoff Latein	Pinyin	Verwendbarkeitsfrist	Lagerung	Quelle
T				
Talcum	Huashi	5 Jahre	–	65
Taraxaci herba	Pugongying	5 Jahre	–	65
Taxilli herba	Sangjisheng	5 Jahre	–	64, 65, 66
Tetrapanacis medulla	Tongcao	4 Jahre	–	65
Toosendan fructus	Chuanlianzi	5 Jahre	–	64, 65, 66
Trachelospermi caulis et folium	Luoshiteng	5 Jahre	–	65
Tribuli fructus	Jili	5 Jahre	–	64, 65, 66
Trichosanthis fructus	Gualou	3 Jahre 4 Jahre	– Bei 2 bis 10 °C.	64 65
Trichosanthis pericarpium	Gualoupi	4 Jahre	–	65
Trichosanthis radix	Tianhuafen	5 Jahre	–	64, 65, 66
Trichosanthis semen	Gualouzi	3 Jahre	–	64, 65
Tritici levis fructus	Fuxiaomai	5 Jahre	–	65
Typhae pollen	Puhuang	3 Jahre	–	64, 65
U				
Uncariae ramulus cum uncis	Gouteng	5 Jahre	–	64, 65, 66
V				
Vaccariae semen	Wangbuliuxing	4 Jahre	–	65
Verbenae herba	Mabiancao	5 Jahre	–	65, 66
Violae herba	Zihuadiding	5 Jahre	–	65, 66
Viticis fructus	Manjingzi	5 Jahre	–	65, 66
X				
Xanthii fructus	Cang' erzi	5 Jahre	–	65, 66
Z				
Zingiberis rhizoma	Ganjiang	4 Jahre	–	65, 66
Ziziphi spinosae semen praeparatum	Suanzaoren	3 Jahre	–	64, 65

Tabelle 3: Laufzeiten und Verwendbarkeitsfristen der Dermatikagrundlagen. Empfehlungen für vorgefertigte Grundlagen bei fehlender Herstellerangabe und für die Herstellung auf Vorrat (67).

Grundlagentyp und relevante Beispiele	Haltbarkeit (Laufzeit) vor Anbruch	Verwendbarkeitsfrist nach Anbruch
Hydrophobe Salben, Wasser aufnehmende Salben, lipophile Gele		
Halbfestes Hartfett Ph. Eur. (Softisan® 378, Neutralfett)	5 Jahre	5 Jahre
Weißes Vaselin Ph. Eur.	5 Jahre	5 Jahre
Gelbes Vaselin Ph. Eur.	5 Jahre	5 Jahre
Hydrophile Salbe DAB	5 Jahre	5 Jahre
Wollwachsalkoholsalbe DAB	3 Jahre	2 Jahre
Wollwachsalkoholsalben SR DAC	3 Jahre	2 Jahre
Hydrophobes Basisgel DAC	5 Jahre	5 Jahre
Emulgierendes hydrophobes Basisgel DAC	5 Jahre	5 Jahre
Abwaschbare Salbengrundlage (NRF S.31.)	3 Jahre	3 Jahre
Lipophile Cremes (W/O-Cremes)		
Kühlcreme DAB (0,05 % Antioxidans)	1 Jahr	3 Monate (Kühlschrank)
Lanolin DAB	1 Jahr	3 Monate
Wasserhaltige Wollwachsalkoholsalbe DAB (nicht konserviert)	1 Jahr	3 Monate
Wasserhaltige Wollwachsalkoholsalben SR DAC (nicht konserviert)	1 Jahr	3 Monate
Hydrophobe Basiscreme DAC	2 Jahre	6 Monate
Weiche Creme DAC	1 Jahr	3 Monate
Hydrophile Salben		
Macrogolsalbe DAC	5 Jahre	3 Jahre
Hydrophile Cremes (O/W-Cremes) und hydrophile Emulsionen **Üblicherweise konserviert. Ohne Konservierung bei Bedarf frisch herzustellen.**		
Anionische hydrophile Creme DAB	1 Jahr	6 Monate
Nichtionische hydrophile Creme DAB	1 Jahr	6 Monate
Basiscreme DAC	3 Jahre	6 Monate
Nichtionische hydrophile Creme SR DAC	1 Jahr	6 Monate
Nichtionisches wasserhaltiges Liniment DAC	1 Jahr	6 Monate
Anionische hydrophile Creme SR DAC	1 Jahr	6 Monate
Wasserhaltiges Liniment SR DAC	1 Jahr	6 Monate
Hydrophile Basisemulsion DAC (NRF S.25.)	1,5 Jahre	6 Monate

Grundlagentyp und relevante Beispiele	Haltbarkeit (Laufzeit) vor Anbruch	Verwendbarkeitsfrist nach Anbruch
Hydrophile Gele **Üblicherweise konserviert. Ohne Konservierung bei Bedarf frisch herzustellen.**		
Carbomergel pH 5 / pH 6,5 (NRF S. 43.)	3 Jahre (Weithalsglas, Aluminiumtube), 3 Monate (Spenderdose)	3 Monate (Weithalsglas, Spenderdose), 1 Jahr (Aluminiumtube)
Wasserhaltiges Carbomergel DAB	1 Jahr	6 Monate
2-Propanolhaltiges Carbomergel DAB	1 Jahr	6 Monate
Carmellose-Natrium-Gel DAB	1 Jahr	6 Monate
Thermogel (NRF S.51.)	1 Jahr	1 Jahr
Hydroxethylcellulosegel DAB	1 Jahr	6 Monate
Waschgelgrundlage (NRF S.37.)	1 Jahr	1 Jahr
Pasten, Schüttelmixturen		
Hypromellose-Haftpaste 40 % (NRF 7.8.)	3 Jahre	3 Jahre
Zinkoxidschüttelmixtur DAC	1 Jahr	6 Monate
Ethanolhaltige Zinkoxidschüttelmixtur (NRF 11.3.)	1 Jahr	6 Monate
Zinkpaste DAB	5 Jahre	5 Jahre
Weiche Zinkpaste DAB	5 Jahre	5 Jahre
Alkohol-Wasser-Gemische		
Ethanol-Wasser-Gemische DAB (und analoge)	5 Jahre	3 Jahre
2-Propanol-Wasser-Gemische DAC	5 Jahre	3 Jahre

Tabelle 4: **Verwendbarkeitsfristen der NRF-Stammzubereitungen (57) sowie ausgewählter Wirkstoffkonzentrate aus industrieller Produktion (68). Empfehlungen für die Defektur beziehungsweise für die Verwendung in der Apotheke. Zu den NRF-Dermatikagrundlagen siehe Tabelle 3.**

NRF-Stammzubereitung, Wirkstoffkonzentrat	Laufzeit	Verwendbarkeitsfrist
Aroma-Farbmittel-Konzentrat „Gelb", NRF S.23.	–	3 Jahre
Butylhydroxytoluol-Paraffinkonzentrat 2 %, NRF S.35.	–	1 Jahr
Chlorhexidindiacetat-Stammlösung 0,1 %, NRF S.7.	–	1 Jahr
Dexpanthenol-Stammlösung 50 %, NRF S.36.	–	1 Jahr
Edetathaltige Benzalkoniumchlorid-Stammlösung 0,1 %, NRF S.18.	1 Jahr	2 Monate
Einfache Augensalbe DAC, NRF S.47.	–	3 Jahre
Eisenoxid-Stammverreibung, gelblich/mittel/rötlich, NRF S.10.	–	3 Jahre
Emulgierende Augensalbe DAC, NRF S.48.	–	1 Jahr
Farbmittel-Konzentrat „Grün", NRF S.33.	–	3 Jahre
Harnstoff-Stammverreibung 50 %, NRF S.8.	–	1 Jahr
Konserviertes Wasser DAC, NRF S.6.	–	3 Jahre
Lipophiles Tretinoin-Rezepturkonzentrat 2 %, NRF S.29.	–	1 Jahr
Mannitol-Siliciumdioxid-Füllmittel, NRF S.38.	–	1 Jahr
Methyl-4-hydroxybenzoat-Konzentrat 150 mg/mL, NRF S.34.	–	3 Jahre
Octenidindihydrochlorid-Stammlösung 2 %, NRF S.50.	–	2 Jahre
Palmitoylascorbinsäurehaltige Mittelkettige Triglyceride, NRF S.45.	1,5 Jahre	4 Wochen
Palmitoylascorbinsäurehaltiges Hartfett, NRF S.44.	1,5 Jahre	4 Wochen
Pfefferminz-Farbmittel-Konzentrat „Blau", NRF S.21.	–	3 Jahre
Polihexanid-Stammlösung 0,1 % NRF S.30.	–	3 Monate
Polihexanid-Stammlösung 1 % NRF S.30.	–	1 Jahr
Propylenglycolisches Capsaicinoid-Konzentrat 2,5 %, NRF S.49.	–	3 Monate
Salzsäure 1 %, NRF S.46.	–	1 Jahr
Thalidomid-Rezepturkonzentrat 50 %, NRF S.32.	–	1 Jahr
Thiomersal-Stammlösung 0,02 %, NRF S.4.	–	3 Monate
Viskose Grundlösung DAC, NRF S.20.	–	3 Jahre
Benzalkoniumchlorid-Lösung 0,1 % mit Na-edetat 1 % ASR, Hersteller: PKH	s. Edetathaltige Benz...	
Betamethasonvalerat-Verreibung 1,22 Prozent mit Basiscreme (Handelsbezeichnung: Betamethason-V 1,22 % Cordes® RK, Basis: Basis Cordes® RK), Hersteller: Ichthyol-Gesellschaft	4 Jahre	Bis zum Ende der Laufzeit.
Betamethasonvalerat-Verreibung 1 Prozent mit Basiscreme DAC (Handelsbezeichnung: Betamethasonvalerat-Verreibung 1 %), Hersteller: PKH	1 Jahr	Bis zum Ende der Laufzeit.
Betamethasonvalerat-Verreibung 10 Prozent mit Reisstärke (Handelsbezeichnung: Betamethason-17-valerat 1:10 Verreibung), Hersteller: Fagron	3 Jahre	–
Clobetasolpropionat-Verreibung 0,5 Prozent mit Basiscreme (Handelsbezeichnung: Clobetasol 0,5 % Cordes® RK, Basis: Basis Cordes® RK), Hersteller: Ichthyol-Gesellschaft	4 Jahre	Bis zum Ende der Laufzeit.
Clobetasolpropionat-Verreibung 0,5 Prozent mit Basiscreme DAC (Handelsbezeichnung: Clobetasolpropionat-Verreibung 0,5 %), Hersteller: PKH	1 Jahr	Bis zum Ende der Laufzeit.
Clobetasolpropionat-Verreibung 10 Prozent mit Reisstärke (Handelsbezeichnung: Clobetasol-17-propionat 1:10 Verreibung), Hersteller: Fagron	3 Jahre	–
Clotrimazol-Verreibung 10 % mit Basiscreme (Handelsbezeichnung: Clotrimazol 10 % Cordes® RK, Basis: Basis Cordes® RK), Hersteller: Ichthyol-Gesellschaft	4 Jahre	Bis zum Ende der Laufzeit.
Dexamethason-Verreibung 1 Prozent mit Nichtionischer hydrophiler Creme SR DAC (Handelsbezeichnung: Dexamethason-Verreibung 1 %), Hersteller: PKH	1 Jahr	Bis zum Ende der Laufzeit.

NRF-Stammzubereitung, Wirkstoffkonzentrat	Laufzeit	Verwendbarkeitsfrist
Dexamethason-Verreibung 10 Prozent mit Reisstärke (Handelsbezeichnung: Dexamethason 1:10 Verreibung), Hersteller: Fagron	3 Jahre	–
Dexpanthenol-Lösung 50 % mit Propylenglycol (Handelsbezeichnung: Dexpanthenol-Konzentrat 50 %), Hersteller: Caelo	3 Jahre	–
Gentamicin-Verreibung 1 Prozent mit Basiscreme (Handelsbezeichnung: Gentamicin 1 % Cordes® RK, Basis: Basis Cordes® RK), Hersteller: Ichthyol-Gesellschaft	4 Jahre	Bis zum Ende der Laufzeit.
Methoxsalen-Verreibung 0,006 Prozent mit Basiscreme (Handelsbezeichnung: Methoxsalen 0,006 % Cordes® RK, Basis: Basis Cordes® RK), Hersteller: Ichthyol-Gesellschaft	4 Jahre	Bis zum Ende der Laufzeit.
Metronidazol-Verreibung 10 Prozent mit Nichtionischer hydrophiler Creme SR DAC (Handelsbezeichnung: Metronidazol-Verreibung 10 %), Hersteller: PKH	1 Jahr	Bis zum Ende der Laufzeit.
Metronidazol-Verreibung 25 Prozent mit Weißem Vaselin DAC, Hersteller: Caelo	3 Jahre	–
Misoprostol-Verreibung 1 Prozent mit Hypromellose (Handelsbezeichnung: Misoprostol Dispersion HPMC 1 %), Hersteller: Fagron	3 Jahre	–
Ölige Glyceroltrinitrat-Lösung 5 % (Handelsbezeichnung: Glyceroltrinitrat 5 % in Mittelkettigen Triglyceriden), Hersteller: Pharmapol	2 Jahre	Unter Inertgas bis zum Ende der Laufzeit. Ohne Begasung 6 Monate.
Permethrin-Verreibung 25 Prozent mit Hydrophiler Salbe DAB (Handelsbezeichnung: Permethrin 25 % Rezepturkonzentrat) Hersteller: InfectoPharm	1,5 Jahre	3 Monate
Prednisolonacetat-Verreibung 1 Prozent mit Nichtionischer hydrophiler Creme SR DAC (Handelsbezeichnung: Prednisolon-Verreibung 1 %), Hersteller: PKH	1 Jahr	Bis zum Ende der Laufzeit.
Prednisolon-Verreibung 10 Prozent mit Reisstärke (Handelsbezeichnung: Prednisolon 1:10 Verreibung), Hersteller: Fagron	3 Jahre	–
Salicylsäure-Verreibung 10 Prozent mit Weißem Vaselin DAC (Handelsbezeichnung: Salicylsäure-Konzentrat 10 %, Basis: Weißes Vaselin), Hersteller: Caelo	1,5 Jahre	–
Salicylsäure-Verreibung 50 Prozent mit Nichtionischer hydrophiler Creme SR DAC (Handelsbezeichnung: Salicylsäure-Verreibung 50 % wässrig), Hersteller: PKH	6 Monate	Bis zum Ende der Laufzeit.
Salicylsäure-Verreibung 50 Prozent mit Gelbem Vaselin DAC (Handelsbezeichnung: Salicylsäure-Verreibung 50 % fettig), Hersteller: PKH	6 Monate	Bis zum Ende der Laufzeit.
Salicylsäure-Verreibung 50 Prozent mit Weißem Vaselin DAC, Hersteller: Caelo	1,5 Jahre	–
Salicylsäure-Verreibung 50 Prozent mit Weißem Vaselin DAC, Hersteller: Lamotte	2 Jahre	1 Jahr, Retest auf Teilchengröße
Tretinoin-Lösung 3,33 mg/ml mit Ethylmethylketon-vergälltem Ethanol, Hersteller: Fagron	2 Jahre	–
Triamcinolonacetonid Verreibung 2 Prozent mit Weißem Vaselin DAC (Handelsbezeichnung: Triamcinolonacetonid-Konzentrat 2 %), Hersteller: Caelo	2,5 Jahre	–
Triamcinolonacetonid-Verreibung 1 Prozent mit Nichtionischer hydrophiler Creme SR DAC (Handelsbezeichnung: Triamcinolonacetonid-Verreibung 1 %), Hersteller: PKH	1 Jahr	Bis zum Ende der Laufzeit.
Triamcinolonacetonid-Verreibung 10 Prozent mit Reisstärke DAC (Handelsbezeichnung: Triamcinolonacetonid 1:10 Verreibung), Hersteller: Fagron	3 Jahre	–
Verdünntes Isosorbiddinitrat 40 % mit Lactose-Monohydrat Ph. Eur., Hersteller: Fagron	5 Jahre	–

Tabelle 5: Aufbrauchfristen der NRF-Rezepturarzneimittel und Haltbarkeitsfristen bei der Herstellung auf Vorrat (Laufzeit). Soweit nicht anders angegeben, beziehen sich die angegebenen Werte auf die Aufbewahrung beziehungsweise Lagerung bei Raumtemperatur in den in der Vorschrift angegebenen Primärpackmitteln. Vergleiche Tabelle I.4.-3, DAC/NRF (57).

1.2. Methylsalicylat-Salbe mit Campher und Menthol

Konservierung: keine; mikrobiell nicht anfällig (wasserfreie Rezeptur)
Aufbrauchfrist: Tube: 1 Jahr
Laufzeit: Tube: 3 Jahre
Qualitätsveränderungen: oxidative Zersetzung durch Licht und Sauerstoff

2.4. Viskose Morphinhydrochlorid-Lösung 2 mg/mL / 20 mg/mL

Konservierung: Kaliumsorbat 0,14 %
Aufbrauchfrist: Glasflasche: 6 Monate (Stationsbedarf)
Laufzeit: Glasflasche: 3 Jahre
Qualitätsveränderungen: oxidative Zersetzung insbesondere zu Pseudomorphin

2.5. Naproxen-Saft 50 mg/mL

Konservierung: Kaliumsorbat 0,14 %
Aufbrauchfrist: Glasflasche: 4 Wochen
Laufzeit: Glasflasche: 4 Wochen
Qualitätsveränderungen: –

2.6. Dimethylsulfoxid-Creme 50 %

Konservierung: Propylenglycol; mikrobiell nicht anfällig (Wirkstoff)
Aufbrauchfrist: Tube mit eingezogenem PE-Beutel: 3 Monate; Spenderdose: 3 Monate
Laufzeit: Tube mit eingezogenem PE-Beutel: 3 Monate; Spenderdose: 3 Monate
Qualitätsveränderungen: physikalische Instabilität der Creme

2.7. Dimethylsulfoxid-Hautspray 50 %

Konservierung: keine; mikrobiell nicht anfällig (Wirkstoff)
Aufbrauchfrist: Glasflasche oder PE-Flasche mit Zerstäuberpumpe: 6 Monate
Laufzeit: Glasflasche oder PE-Flasche mit Zerstäuberpumpe: 6 Monate
Qualitätsveränderungen: –

3.1. Coffein-Lösung 10 mg/mL

Konservierung: Kaliumsorbat 0,14 %
Aufbrauchfrist: Glasflasche: 6 Monate
Laufzeit: Glasflasche: 2 Jahre
Qualitätsveränderungen: oxidative Zersetzung der Sorbinsäure

4.3. Ätherische-Öle-Konzentrat

Konservierung: keine; mikrobiell nicht anfällig (wasserfreie Rezeptur)
Aufbrauchfrist: Glasflasche: 1 Jahr
Laufzeit: Glasflasche: 1 Jahr
Qualitätsveränderungen: Verharzung; Oxidation

4.4. Zuckerfreie Thymian-Mixtur

Konservierung: keine; mikrobiell nicht anfällig (Ethanol, Wirkstoff)
Aufbrauchfrist: Glasflasche: 3 Monate
Laufzeit: Glasflasche: 6 Monate
Qualitätsveränderungen: Ausfällungen

4.6. Lakritzehaltige Ammoniumchlorid-Lösung 2,5 %

Konservierung: PHB-Ester 0,1 %
Aufbrauchfrist: Glasflasche: 4 Wochen
Laufzeit: Glasflasche: 4 Wochen
Qualitätsveränderungen: Aufschüttelbarkeit

Konservierung: keine
Aufbrauchfrist: Glasflasche: 2 Wochen ≤ 8 °C
Laufzeit: Glasflasche: 2 Wochen ≤ 8 °C
Qualitätsveränderungen: mikrobieller Verderb

4.8. Hustensalbe

Konservierung: keine; mikrobiell nicht anfällig (wasserfreie Rezeptur)
Aufbrauchfrist: Tube: 1 Jahr
Laufzeit: Tube: 2 Jahre
Qualitätsveränderungen: Flüchtigkeit und Zersetzung der Wirkstoffe

4.9. Milde Hustensalbe
Konservierung: keine; mikrobiell nicht anfällig (wasserfreie Rezeptur)
Aufbrauchfrist: Tube: 1 Jahr
Laufzeit: Tube: 2 Jahre
Qualitätsveränderungen: Flüchtigkeit und Zersetzung der Wirkstoffe

4.10. Husten- und Bronchialtee I / II
Konservierung: keine; mikrobiell nicht anfällig (lufttrocken)
Aufbrauchfrist: Pergaminbeutel: entsprechend dem frühesten Ablaufdatum der bei Eingangsprüfung festgelegten Verwendbarkeitsfristen der Einzeldrogen, s. DAC-Anlage I
Laufzeit: siehe Aufbrauchfrist
Qualitätsveränderungen: Wirkstoffverlust; vgl. St.-Zul. Lfd. Nr. 228

4.13. Thymian-Sirup
Konservierung: keine; mikrobiell nicht anfällig (Ethanol, Wirkstoff)
Aufbrauchfrist: Glasflasche: 3 Monate
Laufzeit: Glasflasche: 2 Jahre
Qualitätsveränderungen: Auskristallisation von Saccharose am Gewinde durch häufiges Öffnen

5.3. Phenol-Erdnussöl-Injektionslösung 5 %
Konservierung: keine; Sterilarzneiform; mikrobiell nicht anfällig (Wirkstoff)
Aufbrauchfrist: Einmalspritze mit Adapter zur Entnahme: 3 Tage unter Lichtschutz
Laufzeit: Einmalspritze mit Adapter zur Entnahme: 1 Monat unter Lichtschutz
Qualitätsveränderungen: möglicherweise Wechselwirkungen mit Packmittel

5.5. Ethanolhaltige Zinkchlorid-Sklerosierungslösung
Konservierung: keine; mikrobiell nicht anfällig (Ethanol und andere Bestandteile)
Aufbrauchfrist: Injektionsflasche: 3 Tage
Laufzeit: Injektionsflasche: 1 Jahr
Qualitätsveränderungen: –

5.6. Hydrophiles Diltiazemhydrochlorid-Rektalgel 2 %
Konservierung: Kaliumsorbat 0,1 % und Sorbinsäure 0,1 %
Aufbrauchfrist: Tube: 6 Monate ≤ 8 °C; Spenderdose: 6 Monate ≤ 8 °C
Laufzeit: Tube: 1 Jahr ≤ 8 °C; Spenderdose: 6 Monate ≤ 8 °C
Qualitätsveränderungen: Gehaltsverlust; Verfärbung durch oxidative Zersetzung der Sorbinsäure

5.7. Hydrophile Diltiazemhydrochlorid-Rektalcreme 2 %
Konservierung: Propylenglycol
Aufbrauchfrist: Tube: 3 Monate; Spenderdose: 3 Monate
Laufzeit: Tube: 6 Monate; Spenderdose: 3 Monate
Qualitätsveränderungen: Gehaltsverlust

5.8. Ethanolhaltige Polidocanol-Sklerosierungslösung 100 mg/mL
Konservierung: keine; mikrobiell nicht anfällig (Ethanol)
Aufbrauchfrist: Injektionsflasche: 3 Tage
Laufzeit: Injektionsflasche: 1 Jahr
Qualitätsveränderungen: –

5.9. Hydrophile Isosorbiddinitrat-Rektalcreme 1 %
Konservierung: Propylenglycol
Aufbrauchfrist: Tube: 6 Monate
Laufzeit: Tube: 6 Monate
Qualitätsveränderungen: Gehaltsverlust

5.10. Hydrophile Glyceroltrinitrat-Rektalcreme 0,2 %
Konservierung: Propylenglycol
Aufbrauchfrist: Tube: 6 Monate
Laufzeit: Tube: 6 Monate
Qualitätsveränderungen: Gehaltsverlust

6.4. Blähungstreibender Tee
Konservierung: keine; mikrobiell nicht anfällig (lufttrocken)
Aufbrauchfrist: Pergaminbeutel: 2 Wochen
Laufzeit: Pergaminbeutel: 2 Wochen
Qualitätsveränderungen: Verlust an ätherischem Öl nach Anstoßen der Apiaceenfrüchte

6.5. Glucose-Elektrolyt-Mischung ORS 40 / ORS 60 / New-ORS-WHO
Konservierung: keine; mikrobiell nicht anfällig (wasserfreie Rezeptur)
Aufbrauchfrist: Papierbeutel: 1 Jahr
Laufzeit: Papierbeutel: 1 Jahr (3 Jahre bei Verpackung gemäß Standardzulassungen)
Qualitätsveränderungen: Verklumpung; Verfärbung bei Feuchtigkeitsaufnahme

6.6. Metoclopramid-Lösung 1 mg/mL
Konservierung: Methyl-4-hydroxybenzoat 0,15 %
Aufbrauchfrist: Glasflasche: 6 Monate
Laufzeit: Glasflasche: 2 Jahre
Qualitätsveränderungen: –

6.9. Abführtee
Konservierung: keine; mikrobiell nicht anfällig (lufttrocken)
Aufbrauchfrist: Pergaminbeutel: 2 Wochen
Laufzeit: Pergaminbeutel: 2 Wochen
Qualitätsveränderungen: Verlust an ätherischem Öl aus dem angestoßenen Fenchel

6.11. Magentee I bis VI
Konservierung: keine; mikrobiell nicht anfällig (lufttrocken)
Aufbrauchfrist: Pergaminbeutel: entsprechend dem frühesten Ablaufdatum der bei Eingangsprüfung festgelegten Verwendbarkeitsfristen der Einzeldrogen, s. DAC-Anlage I
Laufzeit: siehe Aufbrauchfrist
Qualitätsveränderungen: Gehaltsverlust, auch bei nicht angestoßenen Apiaceenfrüchten

6.12. Magen- und Darmtee I bis XII
Konservierung: keine; mikrobiell nicht anfällig (lufttrocken)
Aufbrauchfrist: Pergaminbeutel: entsprechend dem frühesten Ablaufdatum der bei Eingangsprüfung festgelegten Verwendbarkeitsfristen der Einzeldrogen, s. DAC-Anlage I
Laufzeit: siehe Aufbrauchfrist
Qualitätsveränderungen: Gehaltsverlust, auch bei nicht angestoßenen Apiaceenfrüchten

6.15. Glycerol-Zäpfchen
Konservierung: keine; mikrobiell nicht anfällig
Aufbrauchfrist: Suppositorien-Gieß- und -Verpackungsform aus Kunststoff oder Aluminiumfolie: 1 Jahr
Laufzeit: Suppositorien-Gieß- und -Verpackungsform aus Kunststoff oder Aluminiumfolie: 1 Jahr
Qualitätsveränderungen: oberflächlicher Film durch ausgetretenes Glycerol, Verdunstungsverlust

6.16. Glycerol-Zäpfchen für Kinder
Konservierung: keine; mikrobiell nicht anfällig
Aufbrauchfrist: Suppositorien-Gieß- und -Verpackungsform aus Kunststoff oder Aluminiumfolie: 1 Jahr
Laufzeit: Suppositorien-Gieß- und -Verpackungsform aus Kunststoff oder Aluminiumfolie: 1 Jahr
Qualitätsveränderungen: oberflächlicher Film durch ausgetretenes Glycerol, Verdunstungsverlust

6.18. Pulver für Darmspüllösung
Konservierung: keine; mikrobiell nicht anfällig (wasserfreie Rezeptur)
Aufbrauchfrist: Papierbeutel: 1 Jahr
Laufzeit: Papierbeutel: 1 Jahr
Qualitätsveränderungen: –

7.1. Tormentill-Myrrhe-Adstringens / Ratanhia-Myrrhe-Adstringens
Konservierung: keine; mikrobiell nicht anfällig (Ethanol)
Aufbrauchfrist: Glasflasche: 6 Monate > 15 °C
Laufzeit: Glasflasche: 1 Jahr > 15 °C
Qualitätsveränderungen: Ausfällungen, besonders im Kalten

7.2. Chlorhexidindigluconat-Mundspüllösung 0,1 % / 0,2 %
Konservierung: keine; mikrobiell nicht anfällig (Wirkstoff)
Aufbrauchfrist: Glasflasche: 6 Monate
Laufzeit: Glasflasche: 6 Monate
Qualitätsveränderungen: potenziell Zersetzung zum toxikologisch relevanten 4-Chloranilin

7.3. Dexpanthenol-Lösung 5 %
Konservierung: Natriumbenzoat 0,15 %
Aufbrauchfrist: Glasflasche: 6 Monate
Laufzeit: Glasflasche: 6 Monate
Qualitätsveränderungen: Hydrolyse des Wirkstoffes

7.6. Glycerolische Iod-Lösung 1,25 % / 2,5 %
Konservierung: keine; mikrobiell nicht anfällig (Wirkstoff)
Aufbrauchfrist: Glasflasche: 6 Monate
Laufzeit: Glasflasche: 3 Jahre
Qualitätsveränderungen: Gehaltsverlust

7.7. Ethacridinlactat-Monohydrat-Lösung 0,25 % mit Lidocain 0,5 %
Konservierung: keine; mikrobiell nicht anfällig (Ethacridinlactat, Glycerol)
Aufbrauchfrist: Glasflasche: 6 Monate
Laufzeit: Glasflasche: 6 Monate
Qualitätsveränderungen: –

7.9. Tretinoin-Haftpaste 0,05 % / 0,1 %
Konservierung: keine; mikrobiell nicht anfällig (wasserfreie Rezeptur)
Aufbrauchfrist: Tube: 3 Monate
Laufzeit: Tube: 6 Monate
Qualitätsveränderungen: Gehaltsverlust

7.10. Triamcinolonacetonid-Haftpaste 0,1 %
Konservierung: keine; mikrobiell nicht anfällig (wasserfreie Rezeptur)
Aufbrauchfrist: Tube: 3 Monate
Laufzeit: Tube: 3 Monate
Qualitätsveränderungen: –

7.11. Betamethasonvalerat-Haftpaste 0,1 %
Konservierung: keine; mikrobiell nicht anfällig (wasserfreie Rezeptur)
Aufbrauchfrist: Tube: 3 Monate
Laufzeit: Tube: 3 Monate
Qualitätsveränderungen: –

7.12. Polihexanid-Mundwasser 0,12 %
Konservierung: keine; mikrobiell nicht anfällig (Wirkstoff und Ethanol)
Aufbrauchfrist: Glasflasche: 6 Monate
Laufzeit: Glasflasche: 1 Jahr
Qualitätsveränderungen: –

7.13. Lidocainhydrochlorid-Lösung 1 % mit Dexpanthenol
Konservierung: PHB-Ester 0,08 % bzw. 0,09 %
Aufbrauchfrist: Glasflasche: 6 Monate
Laufzeit: Glasflasche: 6 Monate
Qualitätsveränderungen: Hydrolyse des Dexpanthenol

7.14. Hydrocortisonacetat-Suspension 0,5 % mit Lidocainhydrochlorid und Dexpanthenol
Konservierung: keine; mikrobiell nicht anfällig (Propylenglycol)
Aufbrauchfrist: Glasflasche: 6 Monate
Laufzeit: Glasflasche: 1 Jahr
Qualitätsveränderungen: Hydrolyse des Dexpanthenol

7.15. Viskose Benzydaminhydrochlorid-Mundspüllösung 1,5 mg/mL mit Lidocainhydrochlorid und Dexpanthenol
Konservierung: Methyl-4-hydroxybenzoat 0,15 %
Aufbrauchfrist: Glasflasche: 6 Monate
Laufzeit: Glasflasche: 6 Monate
Qualitätsveränderungen: Hydrolyse des Dexpanthenol

8.2. Natriumchlorid-Nasenspray/-tropfen 0,9 % / 1,5 %
Konservierung: Benzalkoniumchlorid 0,01 % und 0,1 % Natriumedetat
Aufbrauchfrist: Glasflasche mit Kolbenpipette: 2 Wochen; Glasflasche mit Zerstäuberpumpe: 6 Monate
Laufzeit: Glasflasche mit Kolbenpipette: 3 Jahre; Glasflasche mit Zerstäuberpumpe: 3 Jahre
Qualitätsveränderungen: Verdunstungsverlust

8.3. Viskoses Natriumchlorid-Nasenspray/-tropfen 0,9 % / 1,5 %
Konservierung: Benzalkoniumchlorid 0,01 % und 0,1 % Natriumedetat
Aufbrauchfrist: Glasflasche mit Kolbenpipette: 2 Wochen; Glasflasche mit Zerstäuberpumpe: 6 Monate
Laufzeit: Glasflasche mit Kolbenpipette: 3 Jahre; Glasflasche mit Zerstäuberpumpe: 3 Jahre
Qualitätsveränderungen: Verdunstungsverlust

8.5. Silbereiweiß-Nasentropfen 2 % / 5 %
Konservierung: keine; mikrobiell nicht anfällig (Wirkstoff)
Aufbrauchfrist: Pipettenglas: 2 Wochen
Laufzeit: Pipettenglas: 6 Monate
Qualitätsveränderungen: –

8.9. Menthol-Paraffinnasensalbe 0,6 %
Konservierung: keine; mikrobiell nicht anfällig (wasserfreie Rezeptur)
Aufbrauchfrist: Tube: 6 Monate
Laufzeit: Tube: 1 Jahr
Qualitätsveränderungen: –

9.1. Blasen- und Nierentee
Konservierung: keine; mikrobiell nicht anfällig (lufttrocken)
Aufbrauchfrist: Pergaminbeutel: 1 Jahr
Laufzeit: Pergaminbeutel: 3 Jahre
Qualitätsveränderungen: –

9.2. Isotonische Ethacridinlactat-Monohydrat-Lösung 0,05 % / 0,1 % pH 8
Konservierung: keine; Sterilarzneiform
Aufbrauchfrist: Glasflasche: keine (Einzeldosisbehältnis)
Laufzeit: Glasflasche: 3 Jahre (Lichtschutz)
Qualitätsveränderungen: Oxidation zu 6-Amino-2-ethoxyacridin-9(10*H*)-on

9.3. Oxybutyninhydrochlorid-Instillationslösung 0,25 mg/mL
Konservierung: keine; Sterilarzneiform
Aufbrauchfrist: Glasflasche: keine (Einzeldosisbehältnis)
Laufzeit: Glasflasche: 6 Monate (bei Weißglas Lichtschutz)
Qualitätsveränderungen: Hydrolyse zu Phenylcyclohexylglycolsäure

10.3. Metoprololtartrat-Lösung 1 mg/mL
Konservierung: Kaliumsorbat 0,14 %
Aufbrauchfrist: Glasflasche: 6 Monate
Laufzeit: Glasflasche: 6 Jahre
Qualitätsveränderungen: –

10.4. Sotalolhydrochlorid-Lösung 20 mg/mL
Konservierung: Kaliumsorbat 0,14 %
Aufbrauchfrist: Glasflasche: 6 Monate
Laufzeit: Glasflasche: 6 Jahre
Qualitätsveränderungen: –

10.5. Captopril-Lösung 2 mg/mL
Konservierung: Kaliumsorbat 0,1 %
Aufbrauchfrist: Glasflasche: 4 Wochen ≤ 8 °C
Laufzeit: Glasflasche: 4 Wochen ≤ 8 °C
Qualitätsveränderungen: Oxidation zum Captoprildisulfid

11.1. 2-Propanolhaltige Aluminiumchlorid-Hexahydrat-Lösung 15 % / 20 %
Konservierung: keine; mikrobiell nicht anfällig (Wirkstoff, 2-Propanol)
Aufbrauchfrist: Glasflasche: 6 Monate
Laufzeit: Glasflasche: 3 Jahre
Qualitätsveränderungen: –

11.2. Ammoniumbituminosulfonat-Zinkoxidschüttelmixtur 2,5 % / 5 % / 10 %
Konservierung: keine; mikrobiell nicht anfällig (Wirkstoffe)
Aufbrauchfrist: Glasflasche: 6 Monate; Kunststoffflasche: 3 Monate
Laufzeit: Glasflasche: 1 Jahr; Kunststoffflasche: 3 Monate
Qualitätsveränderungen: bei Kunststoffflasche Wirkstoffmigration durch Behältnis (Geruch, Verfärbung)

11.3. Ethanolhaltige Zinkoxidschüttelmixtur oder Hautfarbene ethanolhaltige Zinkoxidschüttelmixtur
Konservierung: keine; mikrobiell nicht anfällig (unter anderem Ethanol)
Aufbrauchfrist: Glasflasche: 6 Monate; Kunststoffflasche: 6 Monate
Laufzeit: Glasflasche: 3 Jahre; Kunststoffflasche: 6 Monate
Qualitätsveränderungen: Verdunstungsverlust

11.4. Ethanolhaltige Ammoniumbituminosulfonat-Zinkoxidschüttelmixtur 2,5 % / 5 % / 10 %
Konservierung: keine; mikrobiell nicht anfällig (Wirkstoffe, Ethanol)
Aufbrauchfrist: Glasflasche: 6 Monate; Kunststoffflasche: 3 Monate
Laufzeit: Glasflasche: 3 Jahre; Kunststoffflasche: 3 Monate
Qualitätsveränderungen: Verdunstungsverlust; bei Kunststoffflasche Wirkstoffmigration durch Behältnis (Geruch, Verfärbung)

11.5. Ethanolhaltige Zinkoxidschüttelmixtur mit Steinkohlenteerlösung 5 % / 10 %
Konservierung: keine; mikrobiell nicht anfällig (unter anderem Ethanol)
Aufbrauchfrist: Glasflasche / Kunststoffflasche: 6 Monate
Laufzeit: Glasflasche: 3 Jahre; Kunststoffflasche: 6 Monate
Qualitätsveränderungen: Verdunstungsverlust

11.8. Ethanolhaltige Ethacridinlactat-Monohydrat-Lösung 0,05 % / 0,1 %
Konservierung: keine; mikrobiell nicht anfällig (Wirkstoff, Ethanol)
Aufbrauchfrist: Glasflasche: 6 Monate
Laufzeit: Glasflasche: 2 Jahre (Lichtschutz)
Qualitätsveränderungen: Oxidation zu 6-Amino-2-ethoxyacridin-9(10*H*)-on

11.12. Lipophile Ammoniumbituminosulfonat Creme 5 % / 10 % / 20 % / 50 %
Konservierung: keine; mikrobiell nicht anfällig (Wirkstoff)
Aufbrauchfrist: Tube: 1 Jahr; Spenderdose: 6 Monate
Laufzeit: Tube: 3 Jahre (Mindestlaufzeit laut St.-Zul., Lfd. Nr. 31 bis 34); Spenderdose: 6 Monate
Qualitätsveränderungen: Inhomogenität

11.15. Hydrophile Hydrocortisonacetat-Creme 0,25 % / 0,5 % / 1 %
Konservierung: Sorbinsäure 0,1 %
Aufbrauchfrist: Tube: 1 Jahr; Spenderdose: 6 Monate
Laufzeit: Tube: 1 Jahr; Spenderdose: 6 Monate
Qualitätsveränderungen: oxidative Zersetzung der Sorbinsäure

11.18. Milchsäure-haltiges Salicylsäure-Collodium 10 %
Konservierung: keine; mikrobiell nicht anfällig (wasserfreie Rezeptur)
Aufbrauchfrist: Glasflasche: 6 Monate
Laufzeit: Glasflasche: 3 Jahre
Qualitätsveränderungen: Verdunstung von Ether und Ethanol

11.20. Zinkoxidöl DAC
Konservierung: keine; mikrobiell nicht anfällig (wasserfreie Rezeptur)
Aufbrauchfrist: Glasflasche: 6 Monate; Kunststoffflasche: 6 Monate
Laufzeit: Glasflasche: 1 Jahr ≤ 8 °C (maximale Laufzeit laut St.-Zul., Lfd. Nr. 54); Kunststoffflasche: 6 Monate
Qualitätsveränderungen: Autoxidation

11.21. Weiche Zinkpaste DAB
Konservierung: keine; mikrobiell nicht anfällig (wasserfreie Rezeptur)
Aufbrauchfrist: Tube: 1 Jahr; Spenderdose: 1 Jahr; Schraubdeckeldose: 6 Monate
Laufzeit: Tube: 3 Jahre; Spenderdose: 3 Jahre; Schraubdeckeldose: 3 Jahre
Qualitätsveränderungen: –

11.22. Zinkoxidschüttelmixtur DAC oder Hautfarbene Zinkoxidschüttelmixtur
Konservierung: keine; mikrobiell nicht anfällig (Wirkstoff)
Aufbrauchfrist: Kunststoffflasche: 6 Monate; Glasflasche: 6 Monate
Laufzeit: Kunststoffflasche: 2 Jahre; Glasflasche: 2 Jahre
Qualitätsveränderungen: Verdunstungsverlust

11.23. Salicylsäure-Aknespiritus 5 % / 10 %
Konservierung: keine; mikrobiell nicht anfällig (Wirkstoff, 2-Propanol, Propylenglycol)
Aufbrauchfrist: Glasflasche: 6 Monate; Kunststoffflasche: 6 Monate
Laufzeit: Glasflasche: 1 Jahr; Kunststoffflasche: 6 Monate
Qualitätsveränderungen: –

11.24. Hydrophiles Aluminiumchlorid-Hexahydrat-Gel 15 % / 20 %
Konservierung: keine; mikrobiell nicht anfällig (Wirkstoff)
Aufbrauchfrist: Glasflasche: 6 Monate; Spenderdose: 6 Monate
Laufzeit: Glasflasche: 1 Jahr; Spenderdose: 6 Monate
Qualitätsveränderungen: Konsistenzverlust

11.28. Hydrophile Dexpanthenol-Creme 5 %
Konservierung: Propylenglycol
Aufbrauchfrist: Tube: 1 Jahr; Spenderdose: 6 Monate
Laufzeit: Tube: 1 Jahr; Spenderdose: 6 Monate
Qualitätsveränderungen: Hydrolyse des Wirkstoffes

11.29. Lipophile Dexpanthenol-Creme 5 %
Konservierung: keine
Aufbrauchfrist: Tube: 4 Wochen; Spenderdose: 4 Wochen
Laufzeit: Tube: 4 Wochen; Spenderdose: 4 Wochen
Qualitätsveränderungen: mikrobieller Verderb

11.30. Harnstoff-Paste 40 %
Konservierung: keine; mikrobiell nicht anfällig (wasserfreie Rezeptur)
Aufbrauchfrist: Tube: 1 Jahr; Spenderdose: 1 Jahr; Schraubdeckeldose: 6 Monate
Laufzeit: Tube: 3 Jahre; Spenderdose: 1 Jahr; Schraubdeckeldose: 6 Monate
Qualitätsveränderungen: –

11.31. Warzensalbe
Konservierung: keine; mikrobiell nicht anfällig (wasserfreie Rezeptur)
Aufbrauchfrist: Tube: 6 Monate
Laufzeit: Tube: 1 Jahr
Qualitätsveränderungen: Zersetzung des Dithranol

11.35. Hydrophile Prednisolonacetat-Creme 0,25 % / 0,5 %
Konservierung: Propylenglycol
Aufbrauchfrist: Tube: 1 Jahr; Spenderdose: 6 Monate
Laufzeit: Tube: 1 Jahr; Spenderdose: 6 Monate
Qualitätsveränderungen: –

11.36. Hydrophile Hydrocortison-Creme 0,25 % / 0,5 % / 1 %
Konservierung: Propylenglycol
Aufbrauchfrist: Tube: 1 Jahr; Spenderdose: 6 Monate
Laufzeit: Tube: 1 Jahr; Spenderdose: 6 Monate
Qualitätsveränderungen: Wirkstoffzersetzung

11.37. Hydrophile Betamethasonvalerat-Creme 0,025 % / 0,05 % / 0,1 %
Konservierung: Propylenglycol
Aufbrauchfrist: Tube: 1 Jahr; Spenderdose: 6 Monate
Laufzeit: Tube: 2 Jahre; Spenderdose: 6 Monate
Qualitätsveränderungen: Isomerisierung und Hydrolyse; Kristallwachstum

11.38. Hydrophile Triamcinolonacetonid-Creme 0,025 % / 0,05 % / 0,1 %
Konservierung: Propylenglycol
Aufbrauchfrist: Tube: 1 Jahr; Spenderdose: 6 Monate
Laufzeit: Tube: 1 Jahr; Spenderdose: 6 Monate
Qualitätsveränderungen: Wirkstoffzersetzung

11.39. Triamcinolonacetonid-Hautspiritus 0,1 % / 0,2 % mit Salicylsäure 2 %
Konservierung: keine; mikrobiell nicht anfällig (Ethanol)
Aufbrauchfrist: Glasflasche oder Kunststoffflasche: 6 Monate
Laufzeit: Glasflasche oder Kunststoffflasche: 6 Monate
Qualitätsveränderungen: –

11.40. Hydrophile Clotrimazol-Lösung 1 %
Konservierung: keine; mikrobiell nicht anfällig (wasserfreie Rezeptur)
Aufbrauchfrist: Glasflasche: 6 Monate
Laufzeit: Glasflasche: 3 Jahre
Qualitätsveränderungen: –

11.42. Povidon-Iod-Zuckersalbe 2,5 %
Konservierung: keine; mikrobiell nicht anfällig (Wirkstoff)
Aufbrauchfrist: Tube: 4 Wochen; Spenderdose: 6 Monate; Weithalsglas: 6 Monate
Laufzeit: Tube: 4 Wochen; Spenderdose: 6 Monate; Weithalsglas: 6 Monate, 2,5 Jahre ≤ 8 °C
Qualitätsveränderungen: Inhomogenität; Gehaltsverlust (Iod); nur bedingte Verträglichkeit mit Tuben aus Aluminium

11.43. Salicylsäure-Vaselin 1 % / 2 % / 3 % / 5 % / 10 % / 20 %
Konservierung: keine; mikrobiell nicht anfällig (wasserfreie Rezeptur)
Aufbrauchfrist: Tube: 1 Jahr; Spenderdose: 1 Jahr
Laufzeit: Tube: 3 Jahre; Spenderdose: 3 Jahre
Qualitätsveränderungen: Kristallwachstum

11.44. Salicylsäure-Öl 2 % / 5 % / 10 %
Konservierung: keine; mikrobiell nicht anfällig (wasserfreie Rezeptur)
Aufbrauchfrist: Glasflasche: 6 Monate; Kunststoffflasche: 6 Monate
Laufzeit: Glasflasche: 3 Jahre; Kunststoffflasche: 6 Monate
Qualitätsveränderungen: Ausfällungen (nicht ≤ 8 °C lagern); Verfärbung

11.45. Fettender Salicylsäure-Hautspiritus 1 % / 2 % / 3 % / 5 %
Konservierung: keine; mikrobiell nicht anfällig (2-Propanol)
Aufbrauchfrist: Glas- oder Kunststoffflasche: 6 Monate
Laufzeit: Glas- oder Kunststoffflasche: 3 Jahre
Qualitätsveränderungen: Gelbfärbung; Verdunstungsverlust

11.46. Lipophile Steinkohlenteer-Salbe 2 %/ 5 % / 10 % / 20 %
Konservierung: keine; mikrobiell nicht anfällig (wasserfreie Rezeptur)
Aufbrauchfrist: Weithalsglas: 6 Monate
Laufzeit: Weithalsglas: 6 Monate
Qualitätsveränderungen: Konsistenzerniedrigung

11.47. Hydrophile Betamethasonvalerat-Emulsion 0,025 % / 0,05 % / 0,1 %
Konservierung: Kaliumsorbat 0,14 %
Aufbrauchfrist: Kunststoffflasche: 6 Monate
Laufzeit: Kunststoffflasche: 6 Monate
Qualitätsveränderungen: Hydrolyse und Isomerisierung zum Betamethason-21-valerat; oxidative Zersetzung der Sorbinsäure

11.49. Ethanolhaltige hydrophile Zinkoxid-Paste 18 %
Konservierung: keine; mikrobiell nicht anfällig (Ethanol)
Aufbrauchfrist: Tube: 1 Jahr; Spenderdose: 6 Monate
Laufzeit: Tube: 1 Jahr; Spenderdose: 6 Monate
Qualitätsveränderungen: –

11.51. Dithranol-Vaselin 0,05 % / 0,1 % / 0,25 % / 0,5 % / 1 % / 2 %
Konservierung: keine; mikrobiell nicht anfällig (wasserfreie Rezeptur, Salicylsäure)
Aufbrauchfrist: Tube: 6 Monate
Laufzeit: Tube: 6 Monate < 0,5 %; 1 Jahr < 0,5 %, ≤ 8 °C; 1 Jahr ≥ 0,5 %
Qualitätsveränderungen: Oxidation des Dithranol

Dithranol-Vaselin 0,05 % / 0,1 % / 0,25 % / 0,5 % / 1 % / 2 % mit Salicylsäure 2 %
Konservierung: keine; mikrobiell nicht anfällig (wasserfreie Rezeptur, Salicylsäure)
Aufbrauchfrist: Tube: 6 Monate
Laufzeit: Tube: 6 Monate < 0,5 %; 1 Jahr < 0,5 %, ≤ 8 °C; 1 Jahr ≥ 0,5 %
Qualitätsveränderungen: Oxidation des Dithranol

11.52. Abwaschbare Dithranol-Salbe 0,05 % / 0,1 % / 0,25 % / 0,5 % / 1 % / 2 %
Konservierung: keine; mikrobiell nicht anfällig (wasserfreie Rezeptur, Salicylsäure)
Aufbrauchfrist: Tube: 6 Monate
Laufzeit: Tube: 6 Monate < 0,5 %; 1 Jahr < 0,5 %, ≤ 8 °C; 1 Jahr ≥ 0,5 %
Qualitätsveränderungen: Oxidation des Dithranol

Abwaschbare Dithranol-Salbe 0,05 % / 0,1 % / 0,25 % / 0,5 % / 1 % / 2 % mit Salicylsäure 2 %
Konservierung: keine; mikrobiell nicht anfällig (wasserfreie Rezeptur, Salicylsäure)
Aufbrauchfrist: Tube: 6 Monate
Laufzeit: Tube: 6 Monate < 0,5 %; 1 Jahr < 0,5 %, ≤ 8 °C; 1 Jahr ≥ 0,5 %
Qualitätsveränderungen: Oxidation des Dithranol

11.53. Dithranol-Macrogolsalbe 0,5 % / 1 % / 2 % / 3 %
Konservierung: keine; mikrobiell nicht anfällig (wasserfreie Rezeptur, Salicylsäure, Propylenglycol)
Aufbrauchfrist: Tube: 4 Wochen
Laufzeit: Tube: 4 Wochen
Qualitätsveränderungen: Oxidation des Dithranol

11.54. Ethanolhaltiges Salicylsäure-Gel 6 %
Konservierung: keine; mikrobiell nicht anfällig (Wirkstoff, Ethanol, Propylenglycol)
Aufbrauchfrist: Tube: 1 Jahr; Spenderdose: 6 Monate
Laufzeit: Tube: 2 Jahre; Spenderdose: 6 Monate
Qualitätsveränderungen: Gelbfärbung

11.55. 2-Propanolhaltiger Salicylsäure-Hautspiritus 1 % / 2 % / 3 % / 5 % / 10 %
Konservierung: keine; mikrobiell nicht anfällig (Wirkstoff, 2-Propanol)
Aufbrauchfrist: Glasflasche: 6 Monate; Kunststoffflasche: 6 Monate
Laufzeit: Glasflasche: 3 Jahre; Kunststoffflasche: 6 Monate
Qualitätsveränderungen: Verdunstungsverlust

11.56. Weiche Dithranol-Zinkpaste 0,05 % / 0,1 % / 0,25 % / 0,5 % / 1 % / 2 %
Konservierung: keine; mikrobiell nicht anfällig (wasserfreie Rezeptur, Salicylsäure)
Aufbrauchfrist: Tube: 6 Monate
Laufzeit: Tube: 1 Jahr
Qualitätsveränderungen: Oxidation des Dithranol

11.57. Harnstoff-Paste 40 % mit Clotrimazol 1 %
Konservierung: keine; mikrobiell nicht anfällig (wasserfreie Rezeptur)
Aufbrauchfrist: Tube: 1 Jahr; Spenderdose: 1 Jahr; Schraubdeckeldose: 6 Monate
Laufzeit: Tube: 2 Jahre; Spenderdose: 1 Jahr; Schraubdeckeldose: 6 Monate
Qualitätsveränderungen: –

11.60. Zinkoxid-Talkumpuder 50 %, weiß / hautfarben
Konservierung: keine; mikrobiell nicht anfällig (wasserfreie Rezeptur)
Aufbrauchfrist: Puderstreudose: 1 Jahr
Laufzeit: Puderstreudose: 3 Jahre
Qualitätsveränderungen: –

11.61. Ethacridinlactat-Monohydrat-Lösung 0,05 % / 0,1 % / 0,5 % / 1 %
Konservierung: keine; Sterilarzneiform
Aufbrauchfrist: Glasflasche: 1 Woche
Laufzeit: Glasflasche: 2 Jahre
Qualitätsveränderungen: Oxidation zu 6-Amino-2-ethoxyacridin-9(10*H*)-on

11.65. Hydrophiles Metronidazol-Gel 0,75 %
Konservierung: Kaliumsorbat 0,1 %
Aufbrauchfrist: Tube: 1 Jahr; Spenderdose: 6 Monate
Laufzeit: Tube: 3 Jahre; Spenderdose: 6 Monate
Qualitätsveränderungen: Zersetzung des Metronidazol unter Nitritabspaltung; oxidative Zersetzung der Sorbinsäure

11.66. Polidocanol-Zinkoxidschüttelmixtur 3 % / 5 % / 10 %
Konservierung: keine; mikrobiell nicht anfällig (Wirkstoff)
Aufbrauchfrist: Glasflasche: 6 Monate; Kunststoffflasche: 6 Monate
Laufzeit: Glasflasche: 6 Monate; Kunststoffflasche: 6 Monate
Qualitätsveränderungen: –

11.69. Wässrige Methylrosaniliniumchlorid-Lösung 0,1 % / 0,5 %
Konservierung: keine; mikrobiell nicht anfällig (Wirkstoff)
Aufbrauchfrist: Glasflasche: 6 Monate
Laufzeit: Glasflasche: 1 Jahr
Qualitätsveränderungen: –

11.71. Hydrophile Harnstoff-Creme 5 % / 10 %
Konservierung: Sorbinsäure 0,09 %
Aufbrauchfrist: Tube: 1 Jahr; Spenderdose: 6 Monate
Laufzeit: Tube: 1 Jahr; Spenderdose: 1 Jahr
Qualitätsveränderungen: Hydrolyse des Harnstoffs; oxidative Zersetzung der Sorbinsäure

11.72. Hydrophile Harnstoff-Emulsion 5 % / 10 %
Konservierung: Kaliumsorbat 0,13 % (bei 5 % Harnstoff); 0,12 % (bei 10 % Harnstoff)
Aufbrauchfrist: Kunststoffflasche: 6 Monate
Laufzeit: Kunststoffflasche: 1 Jahr
Qualitätsveränderungen: Hydrolyse des Harnstoffs; oxidative Zersetzung der Sorbinsäure

11.73. Harnstoff-Cetomacrogolcreme 10 %
Konservierung: keine; mikrobiell nicht anfällig (Wirkstoff)
Aufbrauchfrist: Tube: 1 Jahr; Spenderdose: 6 Monate
Laufzeit: Tube: 1 Jahr, 2 Jahre ≤ 8 °C; Spenderdose: 1 Jahr
Qualitätsveränderungen: Hydrolyse des Harnstoffs

11.74. Harnstoff-Wollwachsalkoholcreme 5 % / 10 %
Konservierung: Kaliumsorbat 0,14 %
Aufbrauchfrist: Tube: 6 Monate; Spenderdose: 6 Monate
Laufzeit: Tube: 6 Monate; Spenderdose: 6 Monate
Qualitätsveränderungen: Hydrolyse des Harnstoffs; oxidative Zersetzung der Sorbinsäure; Phasentrennung

11.75. Lipophile Harnstoff-Natriumchlorid-Creme
Konservierung: keine; mikrobiell nicht anfällig
Aufbrauchfrist: Tube: 6 Monate; Spenderdose: 6 Monate
Laufzeit: Tube: 6 Monate; Spenderdose: 6 Monate
Qualitätsveränderungen: Hydrolyse des Harnstoffs; Phasentrennung

11.76. Hydrophile Clobetasolpropionat-Creme 0,05 %
Konservierung: Propylenglycol
Aufbrauchfrist: Tube: 1 Jahr; Spenderdose: 6 Monate
Laufzeit: Tube: 1 Jahr; Spenderdose: 6 Monate
Qualitätsveränderungen: –

11.77. Hydrophile Erythromycin-Creme 1 % / 2 % / 4 %
Konservierung: Propylenglycol
Aufbrauchfrist: Tube: 2 Monate ≤ 8 °C; Spenderdose: 2 Monate ≤ 8 °C
Laufzeit: Tube: 2 Monate ≤ 8 °C; Spenderdose: 2 Monate ≤ 8 °C
Qualitätsveränderungen: Aktivitätsverlust

11.78. Ethanolhaltige Erythromycin-Lösung 0,5 % / 1 % / 2 % / 4 %
Konservierung: keine; mikrobiell nicht anfällig (Ethanol)
Aufbrauchfrist: Glasflasche: 3 Monate; Kunststoffflasche: 3 Monate
Laufzeit: Glasflasche: 3 Monate; Kunststoffflasche: 3 Monate
Qualitätsveränderungen: Aktivitätsverlust

11.79. Hydrophile Miconazolnitrat-Creme 2 %
Konservierung: Propylenglycol
Aufbrauchfrist: Tube: 1 Jahr; Spenderdose: 6 Monate
Laufzeit: Tube: 2 Jahre; Spenderdose: 6 Monate
Qualitätsveränderungen: –

11.82. Kaliumpermanganat-Lösungskonzentrat 1 %
Konservierung: keine; mikrobiell nicht anfällig (Wirkstoff)
Aufbrauchfrist: Glasflasche: 6 Monate
Laufzeit: Glasflasche: 3 Jahre
Qualitätsveränderungen: Braunsteinbildung, Verstopfen des Tropfers; pH-Anstieg

11.83. Methoxsalen-Badekonzentrat 5 mg/mL
Konservierung: keine; mikrobiell nicht anfällig (Ethanol)
Aufbrauchfrist: Kunststoffflasche: 6 Monate
Laufzeit: Kunststoffflasche: 1,5 Jahre; Glasflasche (als Bulkware): 3 Jahre
Qualitätsveränderungen: –

11.84. Ethanolhaltiges Erythromycin-Gel 0,5 % / 1 % / 2 % / 4 %
Konservierung: keine; mikrobiell nicht anfällig (Ethanol)
Aufbrauchfrist: Tube: 3 Monate; Spenderdose: 3 Monate
Laufzeit: Tube: 3 Monate; Spenderdose: 3 Monate
Qualitätsveränderungen: Aktivitätsverlust

11.85. Abwaschbares Salicylsäure-Öl 2 % / 5 % / 10 %
Konservierung: keine; mikrobiell nicht anfällig (wasserfreie Rezeptur)
Aufbrauchfrist: Glasflasche: 6 Monate; Kunststoffflasche: 6 Monate
Laufzeit: Glasflasche: 2 Jahre; Kunststoffflasche: 6 Monate
Qualitätsveränderungen: Ausfällungen (nicht ≤ 8 °C lagern); Verfärbung

11.86. Hydrophile LCD-Creme 5 % / 10 % / 20 %
Konservierung: keine; mikrobiell nicht anfällig (Wirkstoff)
Aufbrauchfrist: Tube: 1 Jahr; Spenderdose: 6 Monate
Laufzeit: Tube: 3 Jahre; Spenderdose: 6 Monate
Qualitätsveränderungen: –

11.87. LCD-Vaselin 5 % / 10 % / 20 %
Konservierung: keine; mikrobiell nicht anfällig (wasserfreie Rezeptur, Wirkstoff)
Aufbrauchfrist: Tube: 1 Jahr; Spenderdose: 6 Monate
Laufzeit: Tube: 3 Jahre; Spenderdose: 6 Monate
Qualitätsveränderungen: –

11.88. Natriumchlorid-Gel 23 %
Konservierung: keine; mikrobiell nicht anfällig
Aufbrauchfrist: Kunststoffflasche: 1 Jahr; Tube: 1 Jahr; Spenderdose: 3 Monate
Laufzeit: Kunststoffflasche: 3 Jahre; Tube: 1 Jahr; Spenderdose: 3 Monate
Qualitätsveränderungen: Korrosion von Tuben aus Aluminium

11.90. Hydrophile Triamcinolonacetonid-Emulsion 0,025 % / 0,05 % / 0,1 %
Konservierung: Kaliumsorbat 0,14 %
Aufbrauchfrist: Kunststoffflasche: 6 Monate
Laufzeit: Kunststoffflasche: 6 Monate
Qualitätsveränderungen: oxidative Zersetzung der Sorbinsäure; Wirkstoffzersetzung

11.91. Hydrophile Metronidazol-Creme 1 % / 2 %
Konservierung: Kaliumsorbat 0,14 %
Aufbrauchfrist: Tube: 6 Monate; Spenderdose: 6 Monate
Laufzeit: Tube: 6 Monate; Spenderdose: 6 Monate
Qualitätsveränderungen: Kristallwachstum, Zersetzung des Metronidazol unter Nitritabspaltung; oxidative Zersetzung der Sorbinsäure

11.94. Ethanolhaltige Eosin-Dinatrium-Lösung 0,5 % / 1 % / 2 %
Konservierung: keine; mikrobiell nicht anfällig (Ethanol, Wirkstoff)
Aufbrauchfrist: Glasflasche: 6 Monate
Laufzeit: Glasflasche: 3 Jahre
Qualitätsveränderungen: Niederschlag von Eosinsäure

11.95. Wässrige Eosin-Dinatrium-Lösung 0,5 % / 1 % / 2 %
Konservierung: keine
Aufbrauchfrist: Glasflasche: 1 Woche; 2 Wochen ≤ 8 °C
Laufzeit: Glasflasche (nicht sterilisiert): 1 Woche; 2 Wochen ≤ 8 °C
Qualitätsveränderungen: anfällig gegen Schimmelpilze

11.96. Hydrophile Methoxsalen-Creme 0,0006 %
Konservierung: Propylenglycol
Aufbrauchfrist: Tube: 1 Jahr; Spenderdose: 6 Monate
Laufzeit: Tube: 1 Jahr; Spenderdose: 6 Monate
Qualitätsveränderungen: Ausfällung < 8 °C

11.97. Paraffin-Sojaöl-Bad
Konservierung: keine; mikrobiell nicht anfällig (wasserfreie Rezeptur)
Aufbrauchfrist: Glasflasche: 1 Jahr
Laufzeit: Glasflasche: 2 Jahre
Qualitätsveränderungen: oxidative Zersetzung

11.98. Silbernitrat-Lösung 0,5 % / 1 %
Konservierung: keine; mikrobiell nicht anfällig (Wirkstoff)
Aufbrauchfrist: Glasflasche: 6 Monate
Laufzeit: Glasflasche: 3 Jahre
Qualitätsveränderungen: Niederschlag beziehungsweise Wandbelag

11.99. Silbernitrat-Lösung 10 %
Konservierung: keine; mikrobiell nicht anfällig (Wirkstoff)
Aufbrauchfrist: Glasflasche: 6 Monate
Laufzeit: Glasflasche: 3 Jahre
Qualitätsveränderungen: Niederschlag bzw. Wandbelag

11.100. Hydrophile Tretinoin-Creme 0,025 % / 0,05 % / 0,1 %
Konservierung: Propylenglycol
Aufbrauchfrist: Tube: 3 Monate ≤ 8 °C (0,025 %); 6 Monate ≤ 8 °C (0,05 % / 0,1 %)
Laufzeit: Tube: 1 Jahr ≤ 8 °C
Qualitätsveränderungen: Zersetzung des Tretinoin

11.101. Lipophile Tretinoin-Salbe 0,025 % / 0,05 % / 0,1 %
Konservierung: keine; mikrobiell nicht anfällig (wasserfreie Rezeptur)
Aufbrauchfrist: Tube: 6 Monate
Laufzeit: Tube: 1 Jahr
Qualitätsveränderungen: Zersetzung des Tretinoin

11.102. Ethanolhaltige Tretinoin-Lösung 0,025 % / 0,05 % / 0,1 %
Konservierung: keine; mikrobiell nicht anfällig (Ethanol, Propylenglycol)
Aufbrauchfrist: Glasflasche: 6 Monate
Laufzeit: Glasflasche: 2 Jahre
Qualitätsveränderungen: Zersetzung des Tretinoin

11.103. Wasserstoffperoxid-Lösung 3 %
Konservierung: keine; mikrobiell nicht anfällig (Wirkstoff)
Aufbrauchfrist: Glasflasche (Verschluss mit Überdrucksicherung): 6 Monate
Laufzeit: Glasflasche (Verschluss mit Überdrucksicherung): 1 Jahr (nicht > 25 °C lagern)
Qualitätsveränderungen: Gehaltsverlust

11.105. Hydrophile Nystatin-Creme 70 000 I.E./g
Konservierung: Sorbinsäure 0,1 %
Aufbrauchfrist: Tube: 3 Monate ≤ 8 °C; Spenderdose: 3 Monate ≤ 8 °C
Laufzeit: Tube: 3 Monate ≤ 8 °C; Spenderdose: 3 Monate ≤ 8 °C
Qualitätsveränderungen: Aktivitätsverlust; oxidative Zersetzung der Sorbinsäure

11.106. Hydrophile Salicylsäure-Creme 5 %
Konservierung: keine; mikrobiell nicht anfällig (Wirkstoff); Kaliumsorbat 0,13 % kann enthalten sein
Aufbrauchfrist: Tube: 1 Jahr; Spenderdose: 6 Monate
Laufzeit: Tube: 1 Jahr; Spenderdose: 6 Monate
Qualitätsveränderungen: Umkristallisation der Salicylsäure; Verfärbungen; oxidative Zersetzung der Sorbinsäure

11.107. Hydrophile Salicylsäure-Creme 5 % mit Steinkohlenteerspiritus 10 %
Konservierung: keine; mikrobiell nicht anfällig (Wirkstoffe, Ethanol); Kaliumsorbat 0,12 % kann enthalten sein
Aufbrauchfrist: Tube: 6 Monate; Spenderdose: 6 Monate
Laufzeit: Tube: 6 Monate; Spenderdose: 6 Monate
Qualitätsveränderungen: Umkristallisation der Salicylsäure; oxidative Zersetzung der Sorbinsäure

11.108. Hydrophile Zinkoxid-Paste 40 % mit Ammoniumbituminosulfonat 5 %
Konservierung: keine; mikrobiell nicht anfällig (Wirkstoffe); Kaliumsorbat 0,03 % kann enthalten sein
Aufbrauchfrist: Weithalsflasche: 1 Jahr ≤ 8 °C; Tube: 1 Jahr ≤ 8 °C; Spenderdose: 6 Monate ≤ 8 °C
Laufzeit: Weithalsflasche: 1 Jahr ≤ 8 °C; Tube: 1 Jahr ≤ 8 °C; Spenderdose: 6 Monate ≤ 8 °C
Qualitätsveränderungen: Flüssigkeitsabscheidung bei Raumtemperatur

11.109. Hydrophiles Zinkoxid-Liniment 25 %
Konservierung: keine; mikrobiell nicht anfällig (Wirkstoff)
Aufbrauchfrist: Tube: 6 Monate; Spenderdose: 6 Monate
Laufzeit: Tube: 1 Jahr; Spenderdose: 6 Monate
Qualitätsveränderungen: –

11.110. Ethanolhaltige Zinkoxid-Schüttelmixtur 25 % SR
Konservierung: keine; mikrobiell nicht anfällig (Ethanol, Wirkstoff)
Aufbrauchfrist: Glasflasche: 6 Monate; Kunststoffflasche: 6 Monate
Laufzeit: Glasflasche: 1 Jahr; Kunststoffflasche: 6 Monate
Qualitätsveränderungen: –

11.112. Zinkoxid-Paste 50 % mit Bismutgallat 10 %
Konservierung: keine; mikrobiell nicht anfällig (wasserfreie Rezeptur, Wirkstoff)
Aufbrauchfrist: Glasflasche: 3 Monate; Kunststoffdose: 3 Monate
Laufzeit: Glasflasche: 3 Monate; Kunststoffdose: 3 Monate
Qualitätsveränderungen: oxidativer Verderb; Ausölen flüssiger Lipide

11.113. Zinkoxid-Neutralöl 50 %
Konservierung: keine; mikrobiell nicht anfällig (wasserfreie Rezeptur, Wirkstoff)
Aufbrauchfrist: Glasflasche: 6 Monate; Kunststoffflasche: 6 Monate
Laufzeit: Glasflasche: 3 Jahre; Kunststoffflasche: 6 Monate
Qualitätsveränderungen: –

11.114. Zinkoxid-Neutralöl 50 % mit Nystatin 70 000 I.E./g
Konservierung: keine; mikrobiell nicht anfällig (wasserfreie Rezeptur, Wirkstoff)
Aufbrauchfrist: Glasflasche: 6 Monate; Kunststoffflasche: 6 Monate
Laufzeit: Glasflasche: 6 Monate; Kunststoffflasche: 6 Monate
Qualitätsveränderungen: Aktivitätsverlust

11.116. Hydrophile Chlorhexidindigluconat-Creme 0,5 % / 1 %
Konservierung: Propylenglycol; mikrobiell nicht anfällig (Wirkstoff)
Aufbrauchfrist: Tube: 1 Jahr; Spenderdose: 6 Monate
Laufzeit: Tube: 1 Jahr; Spenderdose: 6 Monate
Qualitätsveränderungen: Bildung des Zersetzungsproduktes 4-Chloranilin

11.117. Hydrophiles Polidocanol-Gel 5 %
Konservierung: Propylenglycol
Aufbrauchfrist: Tube: 1 Jahr; Spenderdose: 6 Monate
Laufzeit: Tube: 3 Jahre; Spenderdose: 1 Jahr
Qualitätsveränderungen: –

11.118. Hydrophile Polidocanol-Creme 5 % / 10 %
Konservierung: Propylenglycol
Aufbrauchfrist: Tube: 1 Jahr; Spenderdose: 6 Monate
Laufzeit: Tube: 2 Jahre; Spenderdose: 1 Jahr
Qualitätsveränderungen: Phasentrennung

11.119. Lipophile Polidocanol-Creme 5 % / 10 %
Konservierung: Propylenglycol
Aufbrauchfrist: Tube: 1 Jahr; Spenderdose: 6 Monate
Laufzeit: Tube: 3 Jahre ≤ 20 °C; Spenderdose: 6 Monate
Qualitätsveränderungen: Ausölen flüssiger Lipide

11.120. Lipophile Polidocanol-Creme 5 % mit Harnstoff 5 %
Konservierung: keine; mikrobiell nicht anfällig (Wirkstoffe)
Aufbrauchfrist: Tube: 1 Jahr; Spenderdose: 6 Monate
Laufzeit: Tube: 3 Jahre ≤ 20 °C; Spenderdose: 6 Monate
Qualitätsveränderungen: Ausölen flüssiger Lipide; Hydrolyse des Harnstoffs

11.121. Minoxidil-Haarspiritus 2 % / 5 %
Konservierung: keine; mikrobiell nicht anfällig (Ethanol)
Aufbrauchfrist: Glasflasche: 6 Monate
Laufzeit: Glasflasche: 1 Jahr
Qualitätsveränderungen: Opaleszenz beziehungsweise Trübung bei 5 % Minoxidil ist kein Qualitätsmangel; Verfärbung; nicht ≤ 8 °C lagern

11.122. Lipophile Triclosan-Creme 1 % / 2 %
Konservierung: Kaliumsorbat 0,14 %
Aufbrauchfrist: Tube: 1 Jahr; Spenderdose: 6 Monate
Laufzeit: Tube: 1 Jahr; Spenderdose: 6 Monate
Qualitätsveränderungen: oxidative Zersetzung der Sorbinsäure

11.123. Lipophile Tretinoin-Creme 0,025 % / 0,05 % / 0,1 %
Konservierung: Kaliumsorbat 0,14 %
Aufbrauchfrist: Tube: 1 Jahr ≤ 8 °C
Laufzeit: Tube: 1 Jahr ≤ 8 °C
Qualitätsveränderungen: Zersetzung des Tretinoin

11.124. Hydrophiles Tretinoin-Gel 0,025 % / 0,05 % / 0,1 %
Konservierung: keine; mikrobiell nicht anfällig (Propylenglycol, Ethanol)
Aufbrauchfrist: Tube: 3 Monate ≤ 8 °C
Laufzeit: Tube: 3 Monate ≤ 8 °C
Qualitätsveränderungen: Zersetzung des Tretinoin, Kristallwachstum

11.125. Hydrophile Capsaicinoid-Creme 0,025 % / 0,05 % / 0,1 %
Konservierung: Propylenglycol
Aufbrauchfrist: Tube: 1 Jahr; Spenderdose: 6 Monate
Laufzeit: Tube: 1 Jahr; Spenderdose: 6 Monate
Qualitätsveränderungen: –

11.126. Ethanolhaltige Chlorhexidindigluconat-Lösung 0,5 % / 1 %
Konservierung: keine; mikrobiell nicht anfällig (Wirkstoff, Ethanol)
Aufbrauchfrist: Glasflasche: 6 Monate
Laufzeit: Glasflasche: 1 Jahr
Qualitätsveränderungen: Bildung des Zersetzungsproduktes 4-Chloranilin

11.127. Chinolinolsulfat-Monohydrat-Lösung 0,1 %
Konservierung: keine; mikrobiell nicht anfällig (Wirkstoff)
Aufbrauchfrist: Glasflasche: 1 Jahr
Laufzeit: Glasflasche: 2 Jahre
Qualitätsveränderungen: –

11.128. Polihexanid-Lösung 0,02 % / 0,04 %
Konservierung: keine; mikrobiell nicht anfällig (Wirkstoff)
Aufbrauchfrist: Glasflasche: keine (Einzeldosisbehältnis); soweit Sterilität nicht gefordert: 4 Wochen
Laufzeit: Glasflasche: 1 Jahr
Qualitätsveränderungen: Wirkung nur fungistatisch

11.129. Lipophile Harnstoff-Creme 5 % / 10 %
Konservierung: Kaliumsorbat 0,13 % (bei 5 % Harnstoff); 0,12 % (bei 10 % Harnstoff)
Aufbrauchfrist: Tube: 1 Jahr; Spenderdose: 6 Monate
Laufzeit: Tube: 1 Jahr; Spenderdose: 1 Jahr
Qualitätsveränderungen: Hydrolyse des Harnstoffs; oxidative Zersetzung der Sorbinsäure

11.131. Hydrophiles Polihexanid-Gel 0,04 % / 0,1 %
Konservierung: keine; mikrobiell nicht anfällig (Wirkstoff)
Aufbrauchfrist: Glasflasche: keine (Einzeldosisbehältnis); soweit Sterilität nicht gefordert: 4 Wochen
Laufzeit: Glasflasche: 6 Monate
Qualitätsveränderungen: Wirkung nur fungistatisch

11.132. Viskose Aluminiumchlorid-Hexahydrat-Lösung 15 % / 20 %
Konservierung: keine; mikrobiell nicht anfällig (Wirkstoff)
Aufbrauchfrist: Glas- oder Kunststoffflasche: 6 Monate
Laufzeit: Glas- oder Kunststoffflasche: 1 Jahr
Qualitätsveränderungen: Konsistenzverlust

11.133. Trichloressigsäure-Lösung 10 % / 20 %
Konservierung: keine; mikrobiell nicht anfällig (Wirkstoff)
Aufbrauchfrist: Glasflasche: 6 Monate; Kunststoffflasche: 6 Monate
Laufzeit: Glasflasche: 1 Jahr
Qualitätsveränderungen: Decarboxylierung

Trichloressigsaure-Lösung 35 % / 50 % / 65 %
Konservierung: keine; mikrobiell nicht anfällig (Wirkstoff)
Aufbrauchfrist: Glasflasche: 6 Monate; Kunststoffflasche: 6 Monate
Laufzeit: Glasflasche: 3 Jahre
Qualitätsveränderungen: Decarboxylierung

11.134. Salicylsäure-Öl 2 % / 5 % / 10 % mit Triamcinolonacetonid 0,1 %
Konservierung: keine; mikrobiell nicht anfällig (wasserfreie Rezeptur)
Aufbrauchfrist: Glasflasche: 6 Monate; Kunststoffflasche: 6 Monate
Laufzeit: Glasflasche: 3 Jahre; Kunststoffflasche: 6 Monate
Qualitätsveränderungen: Ausfällungen (nicht ≤ 8 °C lagern); Verfärbung

11.135. Hydrophile Triclosan-Creme 1 % / 2 %
Konservierung: Kaliumsorbat 0,14 %
Aufbrauchfrist: Tube: 1 Jahr; Spenderdose: 6 Monate
Laufzeit: Tube: 1 Jahr; Spenderdose: 6 Monate
Qualitätsveränderungen: oxidative Zersetzung der Sorbinsäure

11.136. Hydrophile Triamcinolonacetonid-Creme 0,025 % / 0,05 % / 0,1 % mit Chlorhexidindigluconat 1 %
Konservierung: keine; mikrobiell nicht anfällig (Chlorhexidindigluconat)
Aufbrauchfrist: Tube: 6 Monate; Spenderdose: 6 Monate
Laufzeit: Tube: 6 Monate; Spenderdose: 6 Monate
Qualitätsveränderungen: Wirkstoffzersetzung

11.137. Polihexanid-Macrogolsalbe 0,04 % / 0,1 %
Konservierung: keine; mikrobiell nicht anfällig (Wirkstoff)
Aufbrauchfrist: Tube: 1 Jahr; Spenderdose: 6 Monate
Laufzeit: Tube: 3 Jahre; Spenderdose: 6 Monate
Qualitätsveränderungen: –

11.138. Hydrophile Erythromycin-Creme 2 % mit Metronidazol 1 %
Konservierung: Propylenglycol
Aufbrauchfrist: Tube: 4 Wochen ≤ 8 °C; Spenderdose: 4 Wochen ≤ 8 °C
Laufzeit: Tube: 4 Wochen ≤ 8 °C; Spenderdose: 4 Wochen ≤ 8 °C
Qualitätsveränderungen: Aktivitätsverlust bei Erythromycin, Kristallwachstum bei Metronidazol

11.139. Selendisulfid-Waschgel 2,5 %
Konservierung: keine; mikrobiell nicht anfällig (Grundlage, Wirkstoff)
Aufbrauchfrist: Tube: 1 Jahr; Spenderdose: 1 Jahr
Laufzeit: Tube: 2 Jahre; Spenderdose: 1 Jahr
Qualitätsveränderungen: Verfärbung durch Zersetzung des Selendisulfid, Verdunstungsverlust

11.140. Abwaschbares Salicylsäure-Öl 2 % / 5 % / 10 % mit Triamcinolonacetonid 0,1 %
Konservierung: keine; mikrobiell nicht anfällig (wasserfreie Rezeptur)
Aufbrauchfrist: Glasflasche: 6 Monate; Kunststoffflasche: 6 Monate
Laufzeit: Glasflasche: 2 Jahre; Kunststoffflasche: 6 Monate
Qualitätsveränderungen: Ausfällungen (nicht ≤ 8 °C lagern); Verfärbung

11.142. Propranololhydrochlorid-Lösung 5 mg/mL
Konservierung: Kaliumsorbat 0,14 %
Aufbrauchfrist: Glasflasche: 6 Monate
Laufzeit: Glasflasche: 1 Jahr
Qualitätsveränderungen: –

11.143. Viskose Tensidlösung mit Steinkohlenteerspiritus 5 % / 10 %
Konservierung: mikrobiell nicht anfällig (Wirkstoff, Ethanol)
Aufbrauchfrist: Glasflasche: 4 Wochen
Laufzeit: Glasflasche: 4 Wochen
Qualitätsveränderungen: Ausfällungen

11.144. Hydrophile Prednicarbat-Creme 0,08 % / 0,15 % / 0,25 %
Konservierung: Propylenglycol
Aufbrauchfrist: Tube: 3 Monate; Spenderdose: 3 Monate
Laufzeit: Tube: 3 Monate; Spenderdose: 3 Monate
Qualitätsveränderungen: Wirkstoffhydrolyse

11.145. Hydrophile Prednicarbat-Creme 0,08 % / 0,15 % / 0,25 % mit Octenidindihydrochlorid 0,1 %
Konservierung: Propylenglycol
Aufbrauchfrist: Tube: 3 Monate; Spenderdose: 3 Monate
Laufzeit: Tube: 3 Monate; Spenderdose: 3 Monate
Qualitätsveränderungen: Wirkstoffhydrolyse

11.146. Lipophile Capsaicinoid-Creme 0,025 % / 0,05 % / 0,075 % / 0,1 % / 0,25 %
Konservierung: Propylenglycol
Aufbrauchfrist: Tube: 6 Monate; Spenderdose: 6 Monate
Laufzeit: Tube: 6 Monate; Spenderdose: 6 Monate
Qualitätsveränderungen: –

13.7. Wässrige Iod-Lösung 0,333 % / 1 % / 5 %
Konservierung: keine; mikrobiell nicht anfällig (Wirkstoff)
Aufbrauchfrist: Glasflasche: 6 Monate
Laufzeit: Glasflasche: 6 Monate
Qualitätsveränderungen: –

15.2. Atropinsulfat-Augentropfen 0,5 % / 1 % / 2 %
Konservierung: Thiomersal 0,002 %
Aufbrauchfrist: Augentropfenflasche: 4 Wochen
Laufzeit: Augentropfenflasche: 1 Jahr
Qualitätsveränderungen: –

15.7. Silbereiweiß-Acetyltannat-Augentropfen 5 %
Konservierung: keine; mikrobiell nicht anfällig (Wirkstoff)
Aufbrauchfrist: Augentropfenflasche: 4 Wochen
Laufzeit: Augentropfenflasche: 6 Monate
Qualitätsveränderungen: –

15.10. Chloramphenicol-Augentropfen 0,25 % / 0,5 %
Konservierung: Thiomersal 0,002 %
Aufbrauchfrist: Augentropfenflasche: 4 Wochen
Laufzeit: Augentropfenflasche: 4 Monate
Qualitätsveränderungen: Gehaltsminderung

15.12. Tetracainhydrochlorid-Augentropfen 0,5 % / 1 % pH 6,5
Konservierung: keine; mikrobiell wenig anfällig (Wirkstoff)
Aufbrauchfrist: Einmalspritzen/Augentropfenflasche: keine (Einzeldosisbehältnis)
Laufzeit: Einmalspritzen/Augentropfenflasche: 2 Monate (4 Monate ≤ 8 °C)
Qualitätsveränderungen: Wirkstoffhydrolyse; pH-Erniedrigung; Ausfällung von 4-Butylaminobenzoesäure

15.13. Povidon-Iod-Augentropfen 1,25 %
Konservierung: keine; mikrobiell nicht anfällig (Wirkstoff)
Aufbrauchfrist: Augentropfenflasche aus Kunststoff: 2 Wochen; Augentropfenflasche aus Glas: 1 Woche
Laufzeit: Augentropfenflasche aus Kunststoff: 2 Wochen, 6 Monate ≤ 8 °C, 3 Jahre < −15 °C; Augentropfenflasche aus Glas: 1 Woche, 2 Monate ≤ 8 °C, 3 Jahre < −15 °C
Qualitätsveränderungen: Gehaltsverlust; pH-Erniedrigung

Povidon-Iod-Augentropfen 2,5 %
Konservierung: keine; mikrobiell nicht anfällig (Wirkstoff)
Aufbrauchfrist: Augentropfenflasche aus Kunststoff: 4 Wochen; Augentropfenflasche aus Glas: 3 Wochen
Laufzeit: Augentropfenflasche aus Kunststoff: 4 Wochen, 2 Jahre ≤ 8 °C, 3 Jahre < −15 °C, Augentropfenflasche aus Glas: 3 Wochen, 6 Monate ≤ 8 °C, 3 Jahre < −15 °C
Qualitätsveränderungen: Gehaltsverlust; pH-Erniedrigung

Povidon-Iod-Augentropfen 5 %
Konservierung: keine; mikrobiell nicht anfällig (Wirkstoff)
Aufbrauchfrist: Augentropfenflasche: 4 Wochen
Laufzeit: Augentropfenflasche aus Kunststoff: 6 Monate, 3 Jahre ≤ 8 °C, 3 Jahre < −15 °C; Augentropfenflasche aus Glas: 1 Jahr, 3 Jahre ≤ 8 °C, 3 Jahre < −15 °C
Qualitätsveränderungen: Gehaltsverlust; pH-Erniedrigung

15.15. Neutrale Indometacin-Augentropfen 0,1 %
Konservierung: Thiomersal 0,002 %
Aufbrauchfrist: Augentropfenflasche aus Kunststoff: 3 Wochen
Laufzeit: Augentropfenflasche aus Kunststoff: 3 Wochen
Qualitätsveränderungen: Hydrolyse des Indometacin

Neutrale Indometacin-Augentropfen 0,1 % ohne Konservierung
Konservierung: keine; Einzeldosiszubereitung
Aufbrauchfrist: Einmalspritze/Augentropfenflasche aus Kunststoff: keine (Einzeldosisbehältnis)
Laufzeit: Einmalspritze/Augentropfenflasche aus Kunststoff: 24 Stunden, 1 Woche ≤ 8 °C, 6 Monate < −15 °C
Qualitätsveränderungen: –

15.21. Ölige Ciclosporin-Augentropfen 1 % / 2 %
Konservierung: keine
Aufbrauchfrist: Augentropfenflasche aus Kunststoff: 1 Woche (Richtwert; mikrobiologische Risiken bei Anwendung eines nicht konservierten immunsuppressiv wirkenden Wirkstoffes)
Laufzeit: Augentropfenflasche aus Kunststoff: 3 Monate ≤ 8 °C
Qualitätsveränderungen: Oxidation des Raffinierten Rizinusöls

15.22. Ölige Clotrimazol-Augentropfen 1 %
Konservierung: keine; mikrobiell nicht anfällig (wasserfreie Rezeptur)
Aufbrauchfrist: Augentropfenflasche aus Kunststoff: 4 Wochen
Laufzeit: Augentropfenflasche aus Kunststoff: 6 Monate
Qualitätsveränderungen: Oxidation des Erdnussöls

15.23. Natriumchlorid-Augentropfen 5 %
Konservierung: Benzalkoniumchlorid 0,01 % und 0,1 % Natriumedetat
Aufbrauchfrist: Augentropfenflasche: 4 Wochen
Laufzeit: Augentropfenflasche: 1 Jahr
Qualitätsveränderungen: –

15.24. Cocainhydrochlorid-Augentropfen 4 %
Konservierung: Benzalkoniumchlorid 0,01 % und 0,1 % Natriumedetat
Aufbrauchfrist: Einmalspritze/Augentropfenflasche aus Kunststoff: keine (Einzeldosisbehältnis)
Laufzeit: Einmalspritze: 1 Jahr; Augentropfenflasche aus Kunststoff: 6 Monate
Qualitätsveränderungen: Hydrolyse, pH-Erniedrigung, Verdunstungsverlust

15.25. Polihexanid-Augentropfen 0,02 %
Konservierung: keine; mikrobiell nicht anfällig (Wirkstoff)
Aufbrauchfrist: Augentropfenflasche: 4 Wochen; als Einzeldosiszubereitung keine
Laufzeit: Augentropfenflasche: 4 Wochen; als Einzeldosiszubereitung: 4 Wochen
Qualitätsveränderungen: –

15.26. Polihexanid-Augenbad 0,04 %
Konservierung: keine; mikrobiell nicht anfällig (Wirkstoff)
Aufbrauchfrist: Injektionsflasche: keine (Einzeldosisbehältnis)
Laufzeit: Injektionsflasche: 1 Jahr
Qualitätsveränderungen: –

15.27. Povidon-Iod-Augenbad 1,25 %
Konservierung: keine; mikrobiell nicht anfällig (Wirkstoff)
Aufbrauchfrist: Injektionsgewindeflasche: keine (Einzeldosisbehältnis)
Laufzeit: Injektionsgewindeflasche: 3 Monate ≤ 8 °C, 3 Jahre < –15 °C
Qualitätsveränderungen: Gehaltsverlust; pH-Erniedrigung

15.28. Povidon-Iod-Augenbad 2,5 % für die HIV-Postexpositionsprophylaxe
Konservierung: keine; mikrobiell nicht anfällig (Wirkstoff)
Aufbrauchfrist: Augentropfenflasche aus Kunststoff: keine (Einzeldosisbehältnis)
Laufzeit: Augentropfenflasche aus Kunststoff: 2 Monate; Übervorrat beim Anwender: 2 Jahre ≤ 8 °C; 3 Jahre < –15 °C
Qualitätsveränderungen: Gehaltsverlust; pH-Erniedrigung

15.29. Cefuroxim-Augentropfen 5 %
Konservierung: Thiomersal 0,002 %
Aufbrauchfrist: Augentropfenflasche: 24 Stunden
Laufzeit: Augentropfenflasche: 3 Wochen ≤ 8 °C; 1 Jahr < –15 °C
Qualitätsveränderungen: Wirkstoffzersetzung; mikrobiologisches Restrisiko durch nur schwach mikrobizide Wirkung des Konservierungsmittels bei Lagerung ≤ 8 °C

15.30. Cefuroxim-Augentropfen 5 % ohne Konservierung
Konservierung: keine; Einzeldosiszubereitung
Aufbrauchfrist: Einmalspritze/Augentropfenflasche: keine (Einzeldosisbehältnis)
Laufzeit: Einmalspritze/Augentropfenflasche: 1 Woche ≤ 8 °C; 1 Jahr < –15 °C
Qualitätsveränderungen: Wirkstoffzersetzung

15.31. Tobramycin-Augentropfen 1,5 %
Konservierung: Benzalkoniumchlorid 0,01 % und 0,1 % Natriumedetat
Aufbrauchfrist: Augentropfenflasche: 4 Wochen
Laufzeit: Augentropfenflasche: 3 Monate ≤ 8 °C; 3 Monate < –15 °C
Qualitätsveränderungen: Wirkstoffzersetzung

15.32. Tropicamid-Augentropfen 0,25 % mit Phenylephrinhydrochlorid 1,25 % oder Tropicamid-Augentropfen 0,5 % mit Phenylephrinhydrochlorid 2,5 %
Konservierung: Benzalkoniumchlorid 0,01 % und 0,1 % Natriumedetat
Aufbrauchfrist: Einmalspritze/Augentropfenflasche aus Kunststoff: keine (Einzeldosisbehältnis)
Laufzeit: Einmalspritze/Augentropfenflasche aus Kunststoff: 6 Monate ≤ 8 °C
Qualitätsveränderungen: Verfärbung durch Zersetzungsprodukte des Phenylephrin

15.33. Acetylcystein-Augentropfen 2,5 % / 5 %
Konservierung: Benzalkoniumchlorid 0,01 % und 0,1 % Natriumedetat
Aufbrauchfrist: Augentropfenflasche aus Kunststoff: 4 Wochen ≤ 8 °C
Laufzeit: Augentropfenflasche aus Kunststoff: 4 Wochen ≤ 8 °C; 1 Jahr < −15 °C
Qualitätsveränderungen: Wirkstoffzersetzung, Schwefelgeruch

16.1. Natriumcarbonat-Monohydrat-Ohrentropfen 2,6 %
Konservierung: keine; mikrobiell nicht anfällig (Glycerol)
Aufbrauchfrist: Pipettenflasche: 6 Monate
Laufzeit: Pipettenflasche: 3 Jahre
Qualitätsveränderungen: –

16.2. Essigsäure-Ohrentropfen 0,7 %
Konservierung: keine; mikrobiell nicht anfällig (Propylenglycol)
Aufbrauchfrist: Pipettenflasche: 6 Monate
Laufzeit: Pipettenflasche: 6 Monate; 1 Jahr ≤ 8 °C
Qualitätsveränderungen: Wirkstoffverlust durch Veresterung

16.3. Ethanolhaltige Glycerol-Ohrentropfen 42,5 %
Konservierung: keine; mikrobiell nicht anfällig (Ethanol, Glycerol)
Aufbrauchfrist: Pipettenflasche: 6 Monate
Laufzeit: Pipettenflasche: 1 Jahr
Qualitätsveränderungen: –

16.4. Ölige Clotrimazol-Ohrentropfen 1 %
Konservierung: keine; mikrobiell nicht anfällig (wasserfreie Rezeptur)
Aufbrauchfrist: Glas- oder Kunststoffflasche: 3 Monate
Laufzeit: Glas- oder Kunststoffflasche: 3 Monate
Qualitätsveränderungen: Oxidation des Erdnussöls

16.5. Lidocain-Ohrentropfen 10 %
Konservierung: keine; mikrobiell nicht anfällig (wasserfreie Rezeptur)
Aufbrauchfrist: Glasflasche: 4 Wochen
Laufzeit: Glasflasche: 4 Wochen
Qualitätsveränderungen: Verfärbung

17.2. Beruhigungstee I
Konservierung: keine; mikrobiell nicht anfällig (lufttrocken)
Aufbrauchfrist: Pergaminbeutel: 1 Jahr
Laufzeit: Pergaminbeutel: 1 Jahr
Qualitätsveränderungen: Gehaltsverlust an ätherischem Öl in Bitterorangenschalen

Beruhigungstee II
Konservierung: keine; mikrobiell nicht anfällig (lufttrocken)
Aufbrauchfrist: Pergaminbeutel: 1 Jahr
Laufzeit: Pergaminbeutel: 3 Jahre
Qualitätsveränderungen: –

Beruhigungstee III bis VII
Konservierung: keine; mikrobiell nicht anfällig (lufttrocken)
Aufbrauchfrist: Pergaminbeutel: 1 Jahr
Laufzeit: Pergaminbeutel: 2 Jahre
Qualitätsveränderungen: –

17.3. Midazolamhydrochlorid-Lösung 2,22 mg/mL
Konservierung: Kaliumsorbat 0,14 %
Aufbrauchfrist: Glasflasche: 6 Monate
Laufzeit: Glasflasche: 6 Monate
Qualitätsveränderungen: Verfärbung durch oxidative Zersetzung der Sorbinsäure

17.4. Chloralhydrat-Saft 100 mg/mL

Konservierung: keine; mikrobiell nicht anfällig (Wirkstoff)
Aufbrauchfrist: Glasflasche: 6 Monate
Laufzeit: Glasflasche: 6 Monate
Qualitätsveränderungen: Zersetzung unter Licht- und Wärmeeinfluss

17.5. Chloralhydrat-Klysma 200 mg/mL

Konservierung: keine; mikrobiell nicht anfällig (Wirkstoff und wasserfreie Rezeptur)
Aufbrauchfrist: Klysmenflasche/Kolbenpipette/Einmalspritze: keine (Einzeldosisbehältnis); Weithalsflasche: 6 Monate
Laufzeit: Klysmenflasche/Kolbenpipette/Einmalspritze/Weithalsflasche: 1 Jahr
Qualitätsveränderungen: Zersetzung unter Licht- und Wärmeeinfluss

18.2. Ölige Phytomenadion-Tropfen 0,025 % / 1 %

Konservierung: keine; mikrobiell nicht anfällig (wasserfreie Rezeptur)
Aufbrauchfrist: Glasflasche: 3 Monate (begrenzter Anwendungszeitraum)
Laufzeit: Glasflasche: 1 Jahr
Qualitätsveränderungen: –

19.1. Brecherregender Sirup

Konservierung: PHB-Ester 0,1 %
Aufbrauchfrist: Glasflasche: keine (Einzeldosisbehältnis)
Laufzeit: Glasflasche: 1 Jahr
Qualitätsveränderungen: leicht aufschüttelbare Inhomogenität ist kein Qualitätsmangel

19.2. Natriumedetat-Augentropfen 0,4 % / 2 %

Konservierung: keine; Einzeldosiszubereitung
Aufbrauchfrist: Einmalspritze/Augentropfenflasche aus Kunststoff/Redipac: keine (Einzeldosisbehältnis)
Laufzeit: Einmalspritze/Augentropfenflasche: 6 Monate bei < –15 °C; Redipac: 1 Jahr
Qualitätsveränderungen: Verdunstungsverlust

19.5. Kohle-Suspension 150 mg/mL

Konservierung: keine; Sterilarzneiform
Aufbrauchfrist: Glasflasche: keine (Einzeldosisbehältnis)
Laufzeit: Glasflasche: 3 Jahre
Qualitätsveränderungen: –

19.6. Hydrophiles Calciumgluconat-Gel 2,5 % mit Chlorhexidindigluconat 0,5 %

Konservierung: keine; mikrobiell nicht anfällig (Chlorhexidindigluconat)
Aufbrauchfrist: Tube: keine (Einzeldosisbehältnis)
Laufzeit: Tube: 2 Jahre
Qualitätsveränderungen: –

19.7. Macrogol-Hautspülung

Konservierung: keine; mikrobiell nicht anfällig (wasserfreie Rezeptur)
Aufbrauchfrist: Glas- oder Kunststoffflasche: keine (Einzeldosisbehältnis)
Laufzeit: Glas- oder Kunststoffflasche: 3 Jahre
Qualitätsveränderungen: Autoxidation

19.8. Natriumcitrat-Pulver für Lösung 0,3 mol/L zum Einnehmen

Konservierung: keine; mikrobiell nicht anfällig (wasserfreie Rezeptur)
Aufbrauchfrist: Weithalsglas: 6 Monate
Laufzeit: Weithalsglas: 6 Monate
Qualitätsveränderungen: –

19.9. Natriumcitrat-Lösung 0,3 mol/L zum Einnehmen

Konservierung: Methyl-4-hydroxybenzoat 0,14 %
Aufbrauchfrist: PE-Flasche: 6 Monate
Laufzeit: PE-Flasche: 6 Monate
Qualitätsveränderungen: Hydrolyse des Methyl-4-hydroxybenzoat und Umlagerung zu Glycerolestern

19.10. Dimethylsulfoxid 70 % / Dimethylsulfoxid

Konservierung: keine; mikrobiell nicht anfällig (Wirkstoff)
Aufbrauchfrist: Glasflasche: 6 Monate
Laufzeit: Glasflasche: 1 Jahr
Qualitätsveränderungen: –

20.3. Fluorid-Lösung 125 µg/Tropfen

Konservierung: keine; mikrobiell nicht anfällig (Glycerol)
Aufbrauchfrist: Glasflasche: 6 Monate
Laufzeit: Glasflasche: 6 Monate
Qualitätsveränderungen: –

20.4. Kaliumiodid-Tropfen 0,05 % (m/m)
Konservierung: keine; mikrobiell nicht anfällig (Glycerol)
Aufbrauchfrist: Glasflasche: 6 Monate
Laufzeit: Glasflasche: 6 Monate
Qualitätsveränderungen: –

21.3. Nystatin-Suspension 50 000 I.E./g
Konservierung: keine; mikrobiell nicht anfällig (Glycerol)
Aufbrauchfrist: Glasflasche: 3 Monate ≤ 8 °C
Laufzeit: Glasflasche: 3 Monate ≤ 8 °C
Qualitätsveränderungen: Aktivitätsverlust

21.4. Isotonische Nystatin-Suspension 100 000 I.E./mL / 500 000 I.E./mL ohne Konservierung
Konservierung: keine
Aufbrauchfrist: Glasflasche: 2 Wochen ≤ 8 °C
Laufzeit: Glasflasche: 2 Wochen ≤ 8 °C
Qualitätsveränderungen: Aktivitätsverlust, mikrobieller Verderb

21.5. Neomycinsulfat-Kapseln 250 mg
Konservierung: keine; mikrobiell nicht anfällig (wasserfreie Rezeptur)
Aufbrauchfrist: Dose/Weithalsglas/Kapselbox: 1 Jahr
Laufzeit: Dose/Weithalsglas/Kapselbox: 1 Jahr
Qualitätsveränderungen: Aktivitätsverlust

21.6. Neomycinsulfat-Pulver 500 mg
Konservierung: keine; mikrobiell nicht anfällig (wasserfreie Rezeptur)
Aufbrauchfrist: Weithalsglas: 1 Jahr
Laufzeit: Weithalsglas: 1 Jahr
Qualitätsveränderungen: Aktivitätsverlust

22.3. 3,4-Diaminopyridin-Kapseln 5 mg / 10 mg
Konservierung: keine; mikrobiell nicht anfällig (wasserfreie Rezeptur)
Aufbrauchfrist: Glas- oder Kunststoffflasche: 1 Jahr
Laufzeit: Glas- oder Kunststoffflasche: 3 Jahre
Qualitätsveränderungen: –

22.4. Amfetaminsulfat-Saft 2 mg/mL
Konservierung: Natriumbenzoat 0,15 %
Aufbrauchfrist: Glasflasche: 6 Monate
Laufzeit: Glasflasche: 6 Monate
Qualitätsveränderungen: –

22.5. Amfetaminsulfat-Kapseln 5 mg / 10 mg
Konservierung: keine; mikrobiell nicht anfällig (wasserfreie Rezeptur)
Aufbrauchfrist: Glas- oder Kunststoffflasche: 3 Monate
Laufzeit: Glas- oder Kunststoffflasche: 1 Jahr
Qualitätsveränderungen: –

22.6. Neostigminbromid-Dosiernasenspray 5 mg
Konservierung: Benzalkoniumchlorid 0,01 % und 0,1 % Natriumedetat
Aufbrauchfrist: Nasensprayflasche: 6 Monate
Laufzeit: Nasensprayflasche: 6 Monate
Qualitätsveränderungen: –

22.7. Dronabinol-Kapseln 2,5 mg / 5 mg / 10 mg
Konservierung: keine; mikrobiell nicht anfällig (wasserfreie Rezeptur)
Aufbrauchfrist: Glas- oder Kunststoffflasche: 6 Monate
Laufzeit: Glas- oder Kunststoffflasche: 6 Monate
Qualitätsveränderungen: Zersetzung des Wirkstoffs

22.8. Ölige Dronabinol-Tropfen 25 mg/mL
Konservierung: keine; mikrobiell nicht anfällig (wasserfreie Rezeptur)
Aufbrauchfrist: Glasflasche: 6 Monate
Laufzeit: Glasflasche: 6 Monate
Qualitätsveränderungen: Zersetzung des Wirkstoffs

22.9. Dexamfetaminsulfat-Tropfen 25 mg/mL
Konservierung: PHB-Ester 0,1 %
Aufbrauchfrist: Glasflasche: 6 Monate
Laufzeit: Glasflasche: 6 Monate
Qualitätsveränderungen: –

22.10. Ölige Cannabidiol-Lösung 50 mg/mL / 100 mg/mL
Konservierung: keine; mikrobiell nicht anfällig (wasserfreie Rezeptur)
Aufbrauchfrist: Glasflasche: 6 Monate
Laufzeit: Glasflasche: 1 Jahr
Qualitätsveränderungen: Gelbfärbung

22.11. Ölige Cannabisölharz-Lösung 25 mg/mL Dronabinol
Konservierung: keine; mikrobiell nicht anfällig (wasserfreie Rezeptur)
Aufbrauchfrist: Glasflasche: 2 Monate
Laufzeit: Glasflasche: 2 Monate
Qualitätsveränderungen: Zersetzung des Wirkstoffs

22.12. Cannabisblüten zur Inhalation nach Verdampfung
Konservierung: keine; mikrobiell nicht anfällig (lufttrocken)
Aufbrauchfrist: Kunststoffflasche: 2 Monate
Laufzeit: Kunststoffflasche: 2 Monate
Qualitätsveränderungen: Gehaltsminderung

22.13. Cannabisblüten in Einzeldosen zur Inhalation nach Verdampfung
Konservierung: keine; mikrobiell nicht anfällig (lufttrocken)
Aufbrauchfrist: Pulverkapsel in äußerer Umhüllung: keine (Einzeldosisbehältnis)
Laufzeit: Pulverkapsel in äußerer Umhüllung: 2 Monate
Qualitätsveränderungen: Gehaltsminderung

22.14. Cannabisblüten zur Teezubereitung
Konservierung: keine; mikrobiell nicht anfällig (lufttrocken)
Aufbrauchfrist: Kunststoffflasche: 2 Monate
Laufzeit: Kunststoffflasche: 2 Monate
Qualitätsveränderungen: Gehaltsminderung

22.15. Cannabisblüten in Einzeldosen zu 0,25 g / 0,5 g / 0,75 g / 1 g
Konservierung: keine; mikrobiell nicht anfällig (lufttrocken)
Aufbrauchfrist: Pulverkapsel in äußerer Umhüllung: keine (Einzeldosisbehältnis)
Laufzeit: Pulverkapsel in äußerer Umhüllung: 2 Monate
Qualitätsveränderungen: Gehaltsminderung

22.16. Ethanolische Dronabinol-Lösung 10 mg/mL zur Inhalation
Konservierung: keine; mikrobiell nicht anfällig (Ethanol)
Aufbrauchfrist: Glasflasche: 2 Monate
Laufzeit: Glasflasche: 2 Monate
Qualitätsveränderungen: Zersetzung des Wirkstoffs

25.1. Progesteron-Vaginalzäpfchen 25 mg
Konservierung: keine; mikrobiell nicht anfällig (wasserfreie Rezeptur)
Aufbrauchfrist: Suppositorien-Gieß- und -Verpackungsform aus Kunststoff: 1 Jahr ≤ 8 °C
Laufzeit: Suppositorien-Gieß- und -Verpackungsform aus Kunststoff: 1 Jahr ≤ 8 °C
Qualitätsveränderungen: Gehaltsverlust; Austritt von Macrogol 400 bei Lagerung bei Raumtemperatur

25.3. Vaginalgel pH 5
Konservierung: Natriumbenzoat 0,15 %
Aufbrauchfrist: Tube: 1 Jahr
Laufzeit: Tube: 3 Jahre
Qualitätsveränderungen: pH-Anstieg auf pH 6; Verflüssigung; nur bedingte Verträglichkeit mit Aluminiumtuben

25.5. Progesteron-Vaginalzäpfchen 100 mg / 200 mg / 400 mg
Konservierung: keine; mikrobiell nicht anfällig (wasserfreie Rezeptur)
Aufbrauchfrist: Suppositorien-Gieß- und Verpackungsform aus Kunststoff: 4 Wochen
Laufzeit: –
Qualitätsveränderungen: –

25.6. Ammoniumbituminosulfonat-Zäpfchen 300 mg
Konservierung: keine; mikrobiell nicht anfällig (Wirkstoff)
Aufbrauchfrist: Suppositorien-Gieß- und -Verpackungsform aus Kunststoff: 1 Jahr
Laufzeit: Suppositorien-Gieß- und -Verpackungsform aus Kunststoff: 1 Jahr
Qualitätsveränderungen: –

26.1. Furosemid-Lösung 2 mg/mL / 10 mg/mL ohne Konservierung
Konservierung: keine; Sterilarzneiform
Aufbrauchfrist: Einmalspritzen: 24 Stunden
Laufzeit: Einmalspritzen: 2 Jahre < −15 °C
Qualitätsveränderungen: Hydrolyse

26.2. Furosemid-Lösung 2 mg/mL / 10 mg/mL
Konservierung: PHB-Ester 0,1 %
Aufbrauchfrist: Glasflasche: 6 Monate
Laufzeit: Glasflasche: 3 Jahre
Qualitätsveränderungen: Hydrolyse und Verfärbung

26.3. Hydrochlorothiazid-Kapseln 0,5 mg / 1 mg / 2 mg / 5 mg
Konservierung: keine; mikrobiell nicht anfällig (wasserfreie Rezeptur)
Aufbrauchfrist: Dose/Weithalsglas/Kapselbox: 1 Jahr
Laufzeit: Dose/Weithalsglas/Kapselbox: 1 Jahr
Qualitätsveränderungen: –

26.4. Hydrochlorothiazid-Saft 2 mg/mL
Konservierung: 0,14 % Kaliumsorbat
Aufbrauchfrist: Glasflasche: 3 Monate
Laufzeit: Glasflasche: 3 Monate
Qualitätsveränderungen: oxidative Zersetzung der Sorbinsäure

27.1. Phosphorsäure-Ätzgel 35 % / 50 %
Konservierung: *keine; mikrobiell nicht anfällig (Wirkstoff)*
Aufbrauchfrist: *Einmalspritzen: 1 Jahr*
Laufzeit: *Einmalspritzen: 1 Jahr*
Qualitätsveränderungen: Farbveränderung; Eintrocknung

27.2. Natriumedetat-Lösung 20 %
Konservierung: keine; mikrobiell nicht anfällig (Wirkstoff)
Aufbrauchfrist: Kunststoffflasche: 6 Monate ≥ 15 °C
Laufzeit: Kunststoffflasche: 3 Jahre ≥ 15 °C
Qualitätsveränderungen: Verdunstungsverlust; Auskristallisation am Gewinde

27.4. Natriumhypochlorit-Lösung 0,5 % / 1 % / 2 % / 3 %
Konservierung: keine; mikrobiell nicht anfällig (Wirkstoff)
Aufbrauchfrist: Kunststoffflasche: 3 Monate ≤ 8 °C
Laufzeit: Kunststoffflasche: 6 Monate ≤ 8 °C
Qualitätsveränderungen: Verlust an aktivem Chlor

27.5. Natriumfluorid-Mundspüllösung 0,02 % / 0,05 %
Konservierung: PHB-Ester 0,1 %
Aufbrauchfrist: Glasflasche: 6 Monate
Laufzeit: Glasflasche: 1 Jahr
Qualitätsveränderungen: –

27.6. Metronidazol-Dentalgel 25 %
Konservierung: Kaliumsorbat 0,14 %
Aufbrauchfrist: Einmalspritze: keine (Einzeldosisbehältnis); Weithalsglas: 3 Monate
Laufzeit: Einmalspritzen: 3 Monate; Weithalsglas: 3 Monate
Qualitätsveränderungen: Verfärbung durch oxidative Zersetzung der Sorbinsäure

28.1. Kaliumiodid-Lösung 50 %
Konservierung: keine; mikrobiell nicht anfällig (Wirkstoff)
Aufbrauchfrist: Pipettenflasche: 6 Monate
Laufzeit: Pipettenflasche: 18 Monate
Qualitätsveränderungen: Färbung durch Oxidation zu elementarem Iod

29.1. Methadonhydrochlorid-Lösung 5 mg/mL
Konservierung: Kaliumsorbat 0,11 %
Aufbrauchfrist: keine (Einzeldosisbehältnis); Glasflasche: 6 Monate (soweit Mehrdosenbehältnis)
Laufzeit: Glasflasche (auch Standgefäß): 6 Monate
Qualitätsveränderungen: Viskositätserniedrigung; inhomogen durch visuell erkennbare Flockenbildung, Gehalt an Methadon nicht beeinflusst; Verfärbung durch oxidative Zersetzung der Sorbinsäure

Methadonhydrochlorid-Lösung 10 mg/mL
Konservierung: Kaliumsorbat 0,11 %
Aufbrauchfrist: keine (Einzeldosisbehältnis); Glasflasche: 6 Monate (soweit Mehrdosenbehältnis)
Laufzeit: Glasflasche (auch Standgefäß): 1 Jahr
Qualitätsveränderungen: Viskositätserniedrigung; Verfärbung durch oxidative Zersetzung der Sorbinsäure

29.3. Morphinhydrochlorid-Lösung 0,5 mg/mL
Konservierung: keine
Aufbrauchfrist: Glasflasche: 1 Woche; 2 Wochen ≤ 8 °C
Laufzeit: Glasflasche: 1 Woche; 2 Wochen ≤ 8 °C
Qualitätsveränderungen: mikrobieller Verderb, oxidative Zersetzung insbesondere zu Pseudomorphin

29.4. Levomethadonhydrochlorid-Lösung 2,5 mg/mL
Konservierung: Kaliumsorbat 0,055 %, Methyl-4-hydroxybenzoat 0,05 %
Aufbrauchfrist: keine (Einzeldosisbehältnis); Glasflasche: 6 Monate (soweit Mehrdosenbehältnis)
Laufzeit: Glasflasche (auch Standgefäß): 2 Jahre
Qualitätsveränderungen: –

31.1. Ribavirin-Lösung 100 mg/mL
Konservierung: PHB-Ester 0,09 %
Aufbrauchfrist: Glasflasche: 6 Monate ≥ 15 °C
Laufzeit: Glasflasche: 3 Jahre ≥ 15 °C
Qualitätsveränderungen: –

31.2. Oseltamivir-Lösung 15 mg/mL für Erwachsene / für Kinder
Konservierung: Natriumbenzoat 0,1 %
Aufbrauchfrist: Glasflasche/Kunststoffflasche/Einmalspritze: 6 Wochen
Laufzeit: Glasflasche/Kunststoffflasche/Einmalspritze: 6 Wochen
Qualitätsveränderungen: Isomerisierung

31.3. Oseltamivir-Lösung 10 mg/mL für Säuglinge
Konservierung: Natriumbenzoat 0,1 %
Aufbrauchfrist: Glasflasche/Kunststoffflasche/Einmalspritze: 6 Wochen
Laufzeit: Glasflasche/Kunststoffflasche/Einmalspritze: 6 Wochen
Qualitätsveränderungen: Isomerisierung

32.1. Thalidomid-Saft 20 mg/mL
Konservierung: Natriumbenzoat 0,15 %
Aufbrauchfrist: Glasflasche: 6 Monate (Reichdauer für T-Rezepte beachten)
Laufzeit: Glasflasche: 6 Monate
Qualitätsveränderungen: Hydrolyse

32.2. Thalidomid-Kapseln 50 mg / 100 mg / 150 mg / 200 mg
Konservierung: keine; mikrobiell nicht anfällig (wasserfreie Rezeptur)
Aufbrauchfrist: Dose/Weithalsglas/Kapselbox: 1 Jahr (Reichdauer für T-Rezepte beachten)
Laufzeit: Dose/Weithalsglas/Kapselbox: 1 Jahr
Qualitätsveränderungen: Hydrolyse

33.2. Ameisensäure 60 % / 85 % für Bienen
Konservierung: keine; mikrobiell nicht anfällig (Wirkstoff)
Aufbrauchfrist: Glasflasche: 1 Jahr
Laufzeit: Glasflasche: 3 Jahre
Qualitätsveränderungen: –

34.1. Prednisolon-Saft 1 mg/mL / 5 mg/mL
Konservierung: Methyl-4-hydroxybenzoat 0,15 %
Aufbrauchfrist: Glasflasche: 6 Monate
Laufzeit: Glasflasche: 1 Jahr
Qualitätsveränderungen: Hydrolyse des Methyl-4-hydroxybenzoat

Tabelle 6: Darreichungsformspezifische Richtwerte für Aufbrauchfristen beim Patienten für chemisch und physikalisch stabile Rezepturarzneimittel zur Anwendung in Mehrdosenbehältnissen. „Unkonserviert" als Attribut wässriger Darreichungsformen ist in der Aufstellung als mikrobiell anfällig zu lesen, „konserviert" als mikrobiologisch ausreichend stabil. Parenteralia sowie Zubereitungen zur Anwendung in der Harnblase und mikrobiell anfällige wässrige Zubereitungen zur Wundbehandlung sollen nicht in Mehrdosenbehältnisse abgepackt werden. Deshalb werden mit Ausnahme bestimmter Sklerosierungslösungen hier keine Richtwerte genannt. Auch bei unkonservierten wässrigen Zubereitungen für manche andere Lokalanwendung sind Einzeldosisabpackungen zu empfehlen. Vergleiche Tabelle I.4.-2, DAC/NRF (57).

Darreichungsform	Aufbrauchfrist	Hinweis
Feste Zubereitungen		
Granulate	1 Jahr	–
Kapseln	1 Jahr	–
Pulver	1 Jahr	–
Zäpfchen		
Hartfett-Basis	1 Jahr	Fettreif wird in der Regel nicht als Qualitätsmangel angesehen
Macrogol-, Kakaobutter-Basis	1 Jahr	–
Glycerol-Gelatine-Basis, unkonserviert	4 Wochen	–
Teemischungen		
geschnitten, ohne flüchtige Bestandteile	1 Jahr	Zerkleinerungsgrad ≥ 2800
geschnitten, mit flüchtigen Bestandteilen (ätherischen Ölen)	variabel gemäß DAC-Anlage	Zerkleinerungsgrad ≥ 2800
gepulvert, ohne flüchtige Bestandteile	6 Monate	–
gepulvert oder angestoßen, mit flüchtigen Bestandteilen	2 Wochen	–
Halbfeste Zubereitungen		
Kutane, nasale, rektale, vaginale Anwendung, Anwendung in der Mundhöhle		
Hydrophobe Salben, Wasser aufnehmende Salben, lipophile Gele, Pasten		
Tube, Spenderdose	1 Jahr	–
Kruke	6 Monate	Ausnahmefall, z. B. bei sehr hoher Konsistenz
Lipophile Cremes		
konserviert; Tube	1 Jahr	–
konserviert; Spenderdose	6 Monate	–
konserviert; Schraubdeckeldose	4 Wochen	Ausnahmefall, z. B. bei Unverträglichkeit mit Tuben
nicht konserviert; Tube, Spenderdose	4 Wochen	–
Hydrophile Salben		
Tube, Spenderdose	1 Jahr	–
Hydrophile Cremes, Hydrogele		
konserviert; Tube	1 Jahr	–
konserviert; Spenderdose	6 Monate	–
konserviert; Schraubdeckeldose	4 Wochen	Ausnahmefall, z. B. bei Unverträglichkeit mit Tuben
nicht konserviert; Tube, Spenderdose	1 Woche	starke Abhängigkeit von pH-Wert, Inhaltsstoffen und Temperatur; 2 Wochen im Kühlschrank
Anwendung am Auge		
Hydrophobe Salben	4 Wochen	Empfehlung laut Ph. Eur.; Herstellung bei suspendiertem Wirkstoff problematisch

Darreichungsform	Aufbrauchfrist	Hinweis
Lipophile Cremes		
konserviert	4 Wochen	Empfehlung laut Ph. Eur.; gelöster Wirkstoff
Hydrogele		
konserviert	4 Wochen	Empfehlung laut Ph. Eur.; Herstellung bei suspendiertem Wirkstoff problematisch
Anwendung am Ohr		
Hydrophobe Salben		
Tube, Spenderdose	4 Wochen	in begründeten Fällen 6 Monate
Lipophile Cremes		
konserviert; Tube, Spenderdose	4 Wochen	Empfehlung laut Ph. Eur.
Hydrogele		
konserviert; Tube, Spenderdose	4 Wochen	Empfehlung laut Ph. Eur.
Flüssige Zubereitungen (Emulsionen, Suspensionen, Lösungen)		
Anwendung am Auge		
wässrig, konserviert	4 Wochen	Empfehlung laut Ph. Eur.
ölig (Augentropfen)	4 Wochen	Ausnahme bei unkonservierten immunsuppressiv wirkenden Wirkstoffen: 1 Woche
Anwendung auf Wunden		
konserviert	24 Stunden	bei aseptischer Entnahme und Aufbewahrung im Kühlschrank
Kutane, rektale, vaginale Anwendung, Oralia, Anwendung in der Mundhöhle		
konserviert	6 Monate	–
nicht konserviert	1 Woche	starke Abhängigkeit von pH-Wert, Inhaltsstoffen und Aufbewahrungstemperatur
wasserfrei	6 Monate	–
Anwendung in der Nase		
Nasenemulsionen		
konserviert; Tube, Spenderdose mit Applikator	3 Monate	–
konserviert, Pipettenflasche	2 Wochen	–
nicht konserviert; Tube, Spenderdose mit Applikator	1 Woche	–
nicht konserviert; Pipettenflasche	24 Stunden	–
Nasentropfen, Nasenspray		
konserviert; Pipettenglas	2 Wochen	hohes Kontaminationsrisiko bei Anwendung; höchstens 10 ml je Abgabegefäß
konserviert; Flasche mit Druckzerstäuberpumpe	6 Monate	vergleichsweise geringes Kontaminationsrisiko bei Anwendung
nicht konserviert	24 Stunden	möglichst in sterile Einzeldosisbehältnisse
Inhalationslösungen		
konserviert	4 Wochen	in Anlehnung an Augentropfen
nicht konserviert	24 Stunden	sterile Einzeldosisbehältnisse
wasserfrei	1 Jahr	insbesondere ätherische Öle
Anwendung am Ohr		
wässrig, konserviert	4 Wochen	Empfehlung laut Ph. Eur.
wässrig, nicht konserviert	24 Stunden	möglichst in sterile Einzeldosisbehältnisse
wasserfrei	4 Wochen	Empfehlung laut Ph. Eur.; in begründeten Fällen 6 Monate

Darreichungsform	Aufbrauchfrist	Hinweis
Sklerosierungslösungen zur submukösen Anwendung		
ölig, alkoholisch oder wässrig mit stark antimikrobieller Wirkung	3 Tage	bei aseptischer Entnahme
Wässrige Zubereitungen aus Teemischungen (Abkochungen, Aufgüsse)		
nicht konserviert	24 Stunden	bei Raumtemperatur
	3 Tage	im Kühlschrank

6 Glossar

Ad-hoc-Herstellung: Herstellung von Arzneimitteln zur unmittelbaren Abgabe [Ph. Helv. 11 (7)].

Anbruch: Öffnen der Packung respektive Entnahme der Dosis eines Arzneimittels im Einzeldosisbehältnis beziehungsweise Öffnen der Packung respektive erste Entnahme einer Dosis eines Arzneimittels im Mehrdosenbehältnis, unabhängig davon, ob es sich um ein Rezepturarzneimittel oder um ein Fertigarzneimittel handelt [Anlehnung an Definition der „Aufbrauchfrist" nach Ph. Helv. 11 (7)].

Arzneimittel: Arzneimittel sind Stoffe oder Zubereitungen aus Stoffen,

- die zur Anwendung im oder am menschlichen oder tierischen Körper bestimmt sind und als Mittel mit Eigenschaften zur Heilung oder Linderung oder zur Verhütung menschlicher oder tierischer Krankheiten oder krankhafter Beschwerden bestimmt sind oder
- die im oder am menschlichen oder tierischen Körper angewendet oder einem Menschen oder einem Tier verabreicht werden können, um entweder die physiologischen Funktionen durch eine pharmakologische, immunologische oder metabolische Wirkung wiederherzustellen, zu korrigieren oder zu beeinflussen oder eine medizinische Diagnose zu erstellen.

Als Arzneimittel gelten

- Gegenstände, die ein Arzneimittel nach Absatz 1 enthalten oder auf die ein Arzneimittel nach Absatz 1 aufgebracht ist und die dazu bestimmt sind, dauernd oder vorübergehend mit dem menschlichen oder tierischen Körper in Berührung gebracht zu werden,
- tierärztliche Instrumente, soweit sie zur einmaligen Anwendung bestimmt sind und aus der Kennzeichnung hervorgeht, dass sie einem Verfahren zur Verminderung der Keimzahl unterzogen worden sind,
- Gegenstände, die, ohne Gegenstände nach Nummer 1 oder 1a zu sein, dazu bestimmt sind, zu den in Absatz 1 bezeichneten Zwecken in den tierischen Körper dauernd oder vorübergehend eingebracht zu werden, ausgenommen tierärztliche Instrumente,
- Verbandstoffe und chirurgische Nahtmaterialien, soweit sie zur Anwendung am oder im tierischen Körper bestimmt und nicht Gegenstände der Nummer 1, 1a oder 2 sind,
- Stoffe und Zubereitungen aus Stoffen, die, auch im Zusammenwirken mit anderen Stoffen oder Zubereitungen aus Stoffen, dazu bestimmt sind, ohne am oder im tierischen Körper angewendet zu werden, die Beschaffenheit, den Zustand oder die Funktion des tierischen Körpers erkennen zu lassen oder der Erkennung von Krankheitserregern bei Tieren zu dienen.

(Definition gemäß § 2 AMG).

Arzneiträger: *Siehe „Träger" oder „Vehikel".*

Aufbrauchfrist: Aufbrauchfrist ist die Zeitspanne, innerhalb derer ein Arzneimittel nach Öffnen der Packung respektive nach der ersten Entnahme einer Dosis eingenommen/angewendet werden darf [Ph. Helv. 11 (7)]. ***Aufbrauchfristen sind nur für Arzneimittel in Mehrdosenzubereitungen relevant. Auch in der Schreibweise „Aufbrauchsfrist" gebräuchlich.***

Ausgangsstoff: Ausgangsstoff ist jeder bei der Herstellung eines Arzneimittels verwendete Stoff oder jede Zubereitung aus Stoffen, ausgenommen Verpackungsmaterial (§ 1a ApBetrO); (Ausgangsstoff ist) jeder bei der Herstellung eines Arzneimittels verwendete Stoff, ausgenommen Verpackungsmaterial [EU-GMP-Leitfaden, Teil I (17)]. ***Hinsichtlich Notwendigkeit und Umfang der Prüfung stellt die ApBetrO die in der Apotheke hergestellten Ausgangsstoffe den in der Apotheke hergestellten Arzneimitteln gleich.***

Ausgangsstoff, einfacher: Einfache Ausgangsstoffe sind Stoffe, die zur Verwendung als Ausgangsstoffe bestimmt sind (freie Definition). ***Der Begriff wird gelegentlich zur Unterscheidung von den „zusammengesetzten Ausgangsstoffen" gebraucht und knüpft an die früher in Apotheken übliche Unterscheidung in „Simplicia" und „Galenica" an.***

Ausgangsstoff, zusammengesetzter: Zusammengesetzte Ausgangsstoffe sind Zubereitungen aus Stoffen, die zur Verwendung als Ausgangsstoffe bestimmt sind (freie Definition). ***Der Begriff wird gelegentlich zur Unterscheidung von den „einfachen Ausgangsstoffen" gebraucht und knüpft an die früher in Apotheken übliche Unterscheidung in „Simplicia" und „Galenica" an.***

Bulkware: (Bulkware ist) jedes Produkt, das außer der Endverpackung alle Verarbeitungsstufen durchlaufen hat [EU-GMP-Leitfaden, Teil I (17)].

Charge: Eine Charge ist die jeweils aus derselben Ausgangsmenge in einem einheitlichen Herstellungsvorgang oder bei einem kontinuierlichen Herstellungsverfahren in einem bestimmten Zeitraum erzeugte Menge eines Arzneimittels (§ 4 AMG).

Defektur (im Sinne der Tätigkeit): *Siehe „Defekturmäßige Herstellung".*

Defektur (im stofflichen Sinne): Defekturen sind entweder auf Vorrat hergestellte Ausgangsstoffe (Zwischenprodukte) oder Defekturarzneimittel (freie Definition).

Defekturarzneimittel: Defekturarzneimittel ist ein Arzneimittel, das im Rahmen des üblichen Apothekenbetriebs im Voraus an einem Tag in bis zu hundert abgabefertigen Packungen oder in einer diesen entsprechenden Menge hergestellt wird (§ 1a ApBetrO).

Defekturmäßige Herstellung: Herstellung von Arzneimitteln zur Lagerhaltung und späteren Abgabe [Ph. Helv. 11 (7)]. ***Nach der Systematik des DAC/NRF fällt auch die***

Herstellung der Ausgangsstoffe (Zwischenprodukte) in der Apotheke auf Vorrat unter den Begriff. Siehe „Defektur".

Fertigarzneimittel: Fertigarzneimittel sind Arzneimittel, die im Voraus hergestellt und in einer zur Abgabe an den Verbraucher bestimmten Packung in den Verkehr gebracht werden, oder andere zur Abgabe an Verbraucher bestimmte Arzneimittel, bei deren Zubereitung in sonstiger Weise ein industrielles Verfahren zur Anwendung kommt oder die, ausgenommen in Apotheken, gewerblich hergestellt werden. Fertigarzneimittel sind nicht Zwischenprodukte, die für eine weitere Verarbeitung durch einen Hersteller bestimmt sind (§ 4 AMG).

Fertigprodukt: Ein Arzneimittel, das alle Produktionsstufen, einschließlich der Verpackung in sein endgültiges Behältnis, durchlaufen hat [EU-GMP-Leitfaden, Teil I (17)].

Fertigung: Fertigung ist der galenische Teil der Herstellung eines Arzneimittels [Ph. Helv. 11 (7)]. *In Apotheken wird häufig dafür der Begriff „Zubereitung" gebraucht.*

Grundlage: Eine Grundlage ist der Träger für den Wirkstoff oder die Wirkstoffe in halbfesten und festen Zubereitungen und besteht aus einem Hilfsstoff oder mehreren Hilfsstoffen (Ph.-Eur.-Text „Monographien zu Darreichungsformen").

Haltbarkeit (eines Arzneimittels): Kurzform für Haltbarkeitsdauer beziehungsweise Dauer der Haltbarkeit [Anlehnung an AMG und Richtlinie 2001/83/EG, Anhang 1 (16)]. *Ohne weitere Zusätze ist „Haltbarkeitsdauer" das Synonym für die Laufzeit eines Arzneimittels. Mit entsprechender Umschreibung ist die „Aufbrauchzeit" des Arzneimittels gemeint:*

„Haltbarkeit nach Öffnung des Behältnisses oder nach Herstellung der gebrauchsfertigen Zubereitung" (§ 14 ApBetrO) beziehungsweise „Haltbarkeit nach Öffnung des Behältnisses oder nach Herstellung der gebrauchsfertigen Zubereitung durch den Anwender" (AMG) beziehungsweise „Dauer der Haltbarkeit, nötigenfalls nach Rekonstitution des Arzneimittels oder bei erstmaliger Öffnung der Primärverpackung" [Richtlinie 2001/83/EG, Anhang 1 (16)].

Haltbarkeit (eines Ausgangsstoffes): Kurzform für Haltbarkeitsdauer beziehungsweise Dauer der Haltbarkeit eines Ausgangsstoffes [Anlehnung an EU-GMP-Leitfaden, Teil II (18)]. *„Haltbarkeitsdauer" eines Ausgangsstoffs ist das Synonym für die „Verwendbarkeitsfrist" eines Ausgangsstoffs.*

Herstellung: Herstellen ist das Gewinnen, das Anfertigen, das Zubereiten, das Be- oder Verarbeiten, das Umfüllen einschließlich Abfüllen, das Abpacken, das Kennzeichnen und die Freigabe; nicht als Herstellen gilt das Mischen von Fertigarzneimitteln mit Futtermitteln durch den Tierhalter zur unmittelbaren Verabreichung an die von ihm gehaltenen Tiere (§ 4 AMG).

Herstellung umfasst ... alle Arbeitsgänge wie Beschaffung von Material und Produkten, Produktion, Qualitätskontrolle, Freigabe, Lagerung und Auslieferung von Arzneimitteln und die dazugehörenden Kontrollen. (Es ist zu) unterscheiden zwischen der Ad-hoc-Herstellung und der defekturmäßigen Herstellung [Ph. Helv. 11 (7)].

Hilfsstoff: (Hilfsstoff ist) jeder Bestandteil eines Arzneimittels, der kein Wirkstoff ist. Adjuvanzien, Stabilisatoren, Konservierungsmittel, Verdünnungsmittel und Antioxidanzien sind beispielsweise Hilfsstoffe (Ph.-Eur.-Text 1.1 „Allgemeines").

Kritische Eigenschaft (eines Ausgangsstoffes oder einer Zubereitung): (Eine kritische Eigenschaft ist) jede physikalische oder chemische Eigenschaft eines Materials, die einen erwiesenen, wesentlichen Einfluss auf das Herstellungsverfahren und/oder die Eigenschaften des Arzneimittels ausübt (Ph.-Eur.-Text 5.15 „Funktionalitätsbezogene Eigenschaften von Hilfsstoffen").

Laufzeit: Die Laufzeit ist die einem Arzneimittel zugeordnete Haltbarkeitsdauer, für den Fall, dass kein Anbruch erfolgt. Die Laufzeit ist relevant für Bulkware, für die in der Apotheke hergestellten Fertigprodukte und für industrielle Fertigarzneimittel (freie Definition). *Gelegentlich wird auch im Zusammenhang mit Ausgangsstoffen einschließlich der Zwischenprodukte von „Laufzeiten" gesprochen. Meist handelt es sich dann um Herstellerangaben zu ungeöffneten Originalgebinden, die länger sind als die Verwendbarkeitsfristen.*

Nachprüfdatum: Selbsterklärender Begriff in § 16 ApBetrO. Äquivalente Begriffe: Retestdatum, Wiederholungsprüfungsdatum [Anlehnung an EU-GMP-Leitfaden, Teil II (18)].

Pharmazeutische Zubereitung: *Siehe „Zubereitung, Pharmazeutische" und „Zubereitung" (im stofflichen Sinne).*

Primäre Verpackungsmaterialien: Primäre Verpackungsmaterialien sind Behältnisse oder äußere Umhüllungen, die mit dem Arzneimittel in Berührung kommen (§ 1a ApBetrO).

Produktion: (Die Produktion umfasst) alle mit der Anfertigung eines Arzneimittels verbundenen Arbeitsgänge vom Materialeingang über die Verarbeitung und Verpackung bis zur Fertigstellung als Fertigprodukt [EU-GMP-Leitfaden, Teil I (17)].

Rekonstitution: Rekonstitution eines Fertigarzneimittels zur Anwendung beim Menschen ist die Überführung in seine anwendungsfähige Form unmittelbar vor seiner Anwendung gemäß den Angaben der Packungsbeilage oder im Rahmen der klinischen Prüfung nach Maßgabe des Prüfplans (§ 4 AMG). *Vergleiche „Zubereitung" im Sinne der Regeln der guten Herstellungspraxis für Arzneimittel in kleinen Mengen nach Ph. Helv.*

Retestdatum: Äquivalente Begriffe: Nachprüfdatum (§ 16 ApBetrO), Wiederholungsprüfungsdatum. Retestdatum ist das Wiederholungsprüfungsdatum eines Ausgangsstoffes oder eines Zwischenproduktes, nach dem der Ausgangsstoff beziehungsweise das Zwischenprodukt ohne Bestätigung der Qualität durch eine Wiederholungsprüfung (Retest) nicht mehr für die Arzneimittelherstellung verwendet werden darf [Anlehnung an EU-GMP-Leitfaden, Teil II (18)].

Rezeptur (im Sinne der Tätigkeit): *Siehe „Ad-hoc-Herstellung".*

Rezeptur (im stofflichen Sinne): *Siehe „Rezepturarzneimittel".*

Rezepturarzneimittel: Rezepturarzneimittel ist ein Arzneimittel, das in der Apotheke im Einzelfall aufgrund einer Verschreibung oder auf sonstige Anforderung einer einzelnen Person und nicht im Voraus hergestellt wird (§ 1a ApBetrO).

Rezepturkonzentrat: Rezepturkonzentrate sind bestimmte Stammzubereitungen, unter anderem wirkstoffhaltige und solche mit funktionellen Hilfsstoffen, wie Konservierungsmittel, Antioxidanzien, Farbstoffe, Geruchs- und Geschmacksstoffe sowie pH-Regulierungsmittel (freie Definition).

Stammzubereitung: Stammzubereitungen sind bestimmte Zwischenprodukte, unter anderem Arzneiträger und Rezepturkonzentrate. Im engeren Sinne sind in der Apotheke hergestellte Zwischenprodukte gemeint, die als Defektur in einer Charge hergestellt und als Ausgangsstoffe zur weiteren Verwendung gelagert werden. Stammzubereitungen sind keine Arzneimittel (freie Definition).

Standard-Term: Standard-Terms zur Beschreibung der Darreichungsform eines Arzneimittels, der Art der Anwendung und der verwendeten Behältnisse wurden von der europäischen Arzneibuch-Kommission erstellt und werden in einer gesonderten Publikation „Standard Terms" angeboten (Ph.-Eur.-Text „Monographien zu Darreichungsformen"). ***Siehe Angebot des EDQM (19).***

Standgefäßware: Standgefäßwaren sind entweder defekturmäßig hergestellte Ausgangsstoffe (Zwischenprodukte) oder Bulkware (freie Definition).

Stoffe: Stoffe ... sind

- chemische Elemente und chemische Verbindungen sowie deren natürlich vorkommende Gemische und Lösungen,
- Pflanzen, Pflanzenteile, Pflanzenbestandteile, Algen, Pilze und Flechten in bearbeitetem oder unbearbeitetem Zustand,
- Tierkörper, auch lebender Tiere, sowie Körperteile, -bestandteile und Stoffwechselprodukte von Mensch oder Tier in bearbeitetem oder unbearbeitetem Zustand,
- Mikroorganismen einschließlich Viren sowie deren Bestandteile oder Stoffwechselprodukte

(Definition gemäß § 3 AMG).

Substanz zur pharmazeutischen Verwendung: Substanzen zur pharmazeutischen Verwendung sind bestimmte Ausgangsstoffe und schließen unter anderem Wirkstoffe, Hilfsstoffe, Träger und Zwischenprodukte ein. Nicht eingeschlossen sind unter anderem pflanzliche Drogen (einschließlich der Stärke-Arten), Zubereitungen aus pflanzlichen Drogen (einschließlich der ätherischen Öle und Extrakte) sowie pflanzliche und tierische fette Öle (frei in Anlehnung an Ph.-Eur.-Text „Allgemeine Monographien").

Träger: Ein Träger ist ein Hilfsstoff oder besteht aus Hilfsstoffen für die Herstellung pharmazeutischer Zubereitungen oder für die Herstellung von Zwischenprodukten (frei in Anlehnung an Ph.-Eur.-Monographie „Homöopathische Zubereitungen").

Vehikel: Ein Vehikel ist der Träger für den Wirkstoff oder die Wirkstoffe in einer flüssigen Zubereitung und besteht aus einem Hilfsstoff oder mehreren Hilfsstoffen (Ph.-Eur.-Text „Monographien zu Darreichungsformen").

Verfalldatum: Verfallsdatum ist das vom Hersteller in unverschlüsselter Form angegebene Datum, nach dem ein Arzneimittel nicht mehr eingenommen/angewendet werden darf [Ph. Helv. 11 (7)]. ***In den Schreibweisen „Verfalldatum" und „Verfallsdatum" gebräuchlich.***

Verpackung (im Sinne der Tätigkeit): (Die Verpackung umfasst) alle Arbeitsgänge, einschließlich Abfüllen und Kennzeichnen, die eine Bulkware durchlaufen muss, um zu einem Fertigprodukt zu werden. Steriles Abfüllen wird in der Regel nicht als Teil des Verpackens betrachtet. Die abgefüllten, aber nicht endgültig verpackten Primärbehälter sind als Bulkware anzusehen [EU-GMP-Leitfaden, Teil I (17)].

Verpackungsmaterial: (Verpackungsmaterial ist) jedes für die Verpackung eines Arzneimittels verwendete Material, ausgenommen die für Transport oder Versand verwendete äußere Umhüllung. Je nachdem, ob das Verpackungsmaterial für einen direkten Kontakt mit dem Produkt vorgesehen ist oder nicht, wird es als primär oder sekundär bezeichnet [EU-GMP-Leitfaden, Teil I (17)]. ***Vergleiche „Primäre Verpackungsmaterialien".***

Verwendbarkeitsfrist: Verwendbarkeitsfrist ist die Zeitspanne, innerhalb derer ein Ausgangsstoff, Zwischenprodukt oder Reagenz unter Einhaltung der vorgeschriebenen Lagerung verwendet werden darf. Nach Ablauf der Verwendbarkeitsfrist dürfen sie nur noch verwendet werden, wenn sie bei erneuter Prüfung den gestellten Anforderungen entsprechen [Ph. Helv. 11 (7)]. ***Wahrscheinlich durch ein Redaktionsversehen in § 14 ApBetrO für die Haltbarkeitsfrist (Laufzeit) der Rezepturarzneimittel verwendeter Begriff.***

Weiterverarbeitungsfrist: ***Früher gebrauchter Begriff für Verwendbarkeitsfrist (der Ausgangsstoffe).***

Wiederholungsprüfungsdatum: ***Siehe Retestdatum.***

Wirkstoff: Äquivalente Begriffe: Arzneistoff, arzneilich wirksame Substanz, arzneilich wirksamer Bestandteil (Ph.-Eur.-Text „Monographien zu Darreichungsformen"). Wirkstoffe sind Stoffe, die dazu bestimmt sind, bei der Herstellung von Arzneimitteln als arzneilich wirksame Bestandteile verwendet zu werden oder bei ihrer Verwendung in der Arzneimittelherstellung zu arzneilich wirksamen Bestandteilen der Arzneimittel zu werden (§ 4 AMG).

Zubereitung (im stofflichen Sinne): Äquivalenter Begriff: „Zubereitung aus Stoffen". Zubereitungen sind bestimmte Pharmazeutische Zubereitungen und bestimmte Ausgangsstoffe (freie Definition). ***Zubereitungen im Sinne eines Zwischenproduktes bestehen in der Regel aus mindestens zwei Stoffen (zusammengesetzte Ausgangsstoffe), „Pharmazeutische Zubereitungen" können allein aus dem Wirkstoff bestehen.***

Zubereitung (im Sinne der Tätigkeit): Zubereitung ist derjenige Teil der Produktion oder der Herstellung, der Bearbeitung und Verarbeitung der Ausgangsstoffe betrifft, ausschließlich Abfüllung und Verpackung. Ergebnis der Zubereitung kann ein Zwischenprodukt oder Bulkware sein (freie Definition). ***Es ist zweifelhaft, ob die Begriffsbestimmung in den Regeln der guten Herstellungspraxis für Arzneimittel in kleinen Mengen nach Ph. Helv. mit dem Gebrauch des Wortes „Zubereiten" in der Definition der „Herstellung"***

nach § 4 AMG zu vereinbaren ist: „Vorbereitung (Rekonstitution) eines zugelassenen, verwendungsfertigen Arzneimittels gemäß konkreter Anweisungen in der Fachinformation zur Applikation (Verabreichung, Anwendung) an einer Patientin oder einem Patienten durch eine hierzu berechtigte Person" [Ph. Helv. 11 (7)].

Zubereitung, Pharmazeutische: Äquivalenter Begriff: „Fertigprodukt". Pharmazeutische Zubereitungen sind Arzneimittel und bestehen grundsätzlich aus Wirkstoffen, die mit Hilfsstoffen kombiniert sein können, sind in eine für den vorgesehenen Gebrauch geeignete Darreichungsform gebracht worden beziehungsweise werden, falls notwendig, durch Rekonstitution in eine solche gebracht und werden in einem geeigneten und angemessen gekennzeichneten Behältnis angeboten (nichtamtliche deutsche Übersetzung der Arzneibuchmonographie „Praeparationes pharmaceuticae", erwartet in Ph. Eur. 7.7).

Zwischenprodukt: (Ein Zwischenprodukt ist ein) teilweise bearbeitetes Material, das noch weitere Produktionsstufen durchlaufen muss, bevor es zur Bulkware wird [EU-GMP-Leitfaden, Teil I (17)]. ***Vergleiche „Ausgangsstoff", „zusammengesetzter Ausgangsstoff", „Rezepturkonzentrat", „Stammzubereitung", „Träger" und „Vehikel". Hinsichtlich Notwendigkeit und Umfang der Prüfung stellt die ApBetrO die in der Apotheke auf Vorrat hergestellten Zwischenprodukte (als Ausgangsstoffe) den in der Apotheke hergestellten Arzneimitteln gleich.***

7 Abkürzungen

AMG	Arzneimittelgesetz
ApBetrO	Apothekenbetriebsordnung – Verordnung über den Betrieb von Apotheken
CLP	Classification, Labelling and Packaging of Chemicals (EU-weites Gefahrstoffrecht)
DAB	Deutsches Arzneibuch in der gültigen Fassung
DAB 6	Deutsches Arzneibuch, 6. Ausgabe
DAB 7	Deutsches Arzneibuch, 7. Ausgabe
DAC	Deutscher Arzneimittel-Codex als Teil des DAC/NRF
DAC 1979	Deutscher Arzneimittel-Codex, Ausgabe 1979
DAC/NRF	Deutscher Arzneimittel-Codex/Neues Rezeptur-Formularium in der gültigen Fassung
DRF	Deutsche Rezeptformeln
Erg.-B. 6	Ergänzungsbuch zum Deutschen Arzneibuch, 6. Ausgabe
EU	Europäische Union
GMP	Good Manufacturing Practices – Gute Herstellungspraxis
LNA	Laboratorium der Niederländischen Apotheker
NRF	Neues Rezeptur-Formularium als Teil des DAC/NRF
Ph. Eur.	Europäisches Arzneibuch in der gültigen Fassung
SZ	Verordnung über Standardzulassungen
TCM	Traditionelle Chinesische Medizin

8 Literatur

1. Arzneibuch der Deutschen Demokratischen Republik 1987, Akademie-Verlag, Berlin, 1988.
2. Laboratorium der Nederlandse Apothekers, http://kennisbank.knmp.nl/leeg.htm, Grondstoffen bewaring und Lijst bewartermijnen, Lesedatum: 02.01.2013; Wagenaar, H.W.G., persönliche Mitteilung vom 22.05.2017.
3. Verordnung über Standardzulassungen von Arzneimitteln vom 03.12.1982, einschließlich 11. Änderungsverordnung vom 19.10.2006.
4. Duquet, N., Durées de validité et d'utilisation des préparations magistrales et officinales, J. Pharm. Belg. 2010/1 (2010) 19–21.
5. Council of Experts and Expert Committees, General information, ⟨1191⟩ Stability considerations in dispensing practice. In: The United States Pharmacopeial Convention (Hrsg.), USP NF 2017. USP 40 – The United States Pharmacopeia/NF 35 – The National Formulary, Rockville 2016.
6. Reimann, H., Haltbarkeit und Hygiene, Rubrik: PZ-Dermopharmazie 3/2000, Pharm. Ztg. 145 (2000) 763–770.
7. Schweizerische Pharmakopöekommission, Texte: 20.1, Regeln der Guten Herstellungspraxis für Arzneimittel in kleinen Mengen, 21.1, Erläuterungen zu den Regeln der Guten Herstellungspraxis für Arzneimittel in kleinen Mengen. In: Swissmedic – Schweizerisches Heilmittelinstitut (Hrsg.), Pharmacopoea Helvetica, 11. Ausgabe, Supplement 11.2, BBL – Vertrieb Publikationen, Bern 2015.
8. Thoma, K., Holzmann, C., Oberkötter, E., Stabilitätsuntersuchungen der Dermatika-Grundlagen des DAB und des DAC, Pharmazie 53 (1998) 413–417.
9. Bracher, F., et al. (Hrsg.), Arzneibuch-Kommentar. Wissenschaftliche Erläuterungen zum Europäischen und Deutschen Arzneibuch, Wissenschaftliche Verlagsgesellschaft, Stuttgart/Govi (Imprint) in der Avoxa – Mediengruppe Deutscher Apotheker GmbH.
10. Bundesinstitut für Arzneimittel und Medizinprodukte, Besonderheitenliste des Bundesinstituts für Arzneimittel und Medizinprodukte (BfArM)/Version 1-12, März 2016 auf Basis der Excipients-Guideline (CPMP/463/00 Final, Juli 2003), der Arzneimittel-Warnhinweisverordnung sowie umgesetzter nationaler Stufenplanmaßnahmen, www.bfarm.de, Rubriken: Arzneimittel – Arzneimittelzulassung/Aktuelles aus dem Bereich Arzneimittelzulassung – 16.03.2016/Aktualisierung der Besonderheitenliste des BfArM – Besonderheitenliste (Version 1-12) Stand: März 2016. Lesedatum: 29.09.2017.
11. Joosten, T., Bewaartermjinen, houdbaarheden en vervaldata (2), Pharm. Weekbl. 141 (2006) 250.
12. Joosten, T., Bewaartermjinen, houdbaarheden en vervaldata, Pharm. Weekbl. 140 (2005) 1610.
13. Wagenaar, R., Maak je niet (te) druk om de expiratiedatum, Pharm. Weekbl. 137 (2002) 1830.
14. Bundesapothekerkammer (BAK), Leitlinien zur Qualitätssicherung mit Kommentaren und Arbeitshilfen: Herstellung und Prüfung der nicht zur parenteralen Anwendung bestimmten Rezeptur- und Defekturarzneimittel (Stand: 25.11.2015). In: Bundesapothekerkammer (Hrsg.), Qualitätssicherung in der Apotheke – Leitlinien/Kommentare/Arbeitshilfen, Loseblattwerk, Govi (Imprint) in der Avoxa – Mediengruppe Deutscher Apotheker GmbH, Eschborn; www.abda.de. Lesedatum: 29.09.2017.
15. Touw, D. J., Vigneron, J., Stability. In: Bouwman-Boer, Y., Fenton-May, V., Le Brun, P., (Hrsg.), Practical Pharmaceutics, Cham und andere Orte 2015, S. 435–461.
16. Richtlinie 2001/83/EG des Europäischen Parlaments und des Rates vom 6. November 2001 zur Schaffung eines Gemeinschaftskodexes für Humanarzneimittel (ABl. L 311 vom 28.11.2001, S. 67), zuletzt berichtigt am 12.08.2014 (konsolidierte Fassung), http://eur-lex.europa.eu/legal-content/DE/TXT/?uri=celex:02001L0083-20121116. Lesedatum: 29.09.2017.
17. Leitfaden der Guten Herstellungspraxis, Teil I, Anlage 2 zur Bekanntmachung des Bundesministeriums für Gesundheit zu § 2 Nr. 3 der Arzneimittel- und Wirkstoffherstellungsverordnung vom 27.Oktober 2006, www.bundesgesundheitsministerium.de, Rubriken: Service – Gesetze und Verordnungen – Bekanntmachungen – EG-GMP Leitfaden. Lesedatum: 29.09.2017.
18. Anlage der Bekanntmachung zu § 2 Nummer 3 der Arzneimittel- und Wirkstoffherstellungsverordnung (AMWHV) im Bundesanzeiger vom 27. Mai 2015 – EudraLex, Vorschriften für Arzneimittel in der Europäischen Union, Band 4, Gute Herstellungspraxis Human- und Veterinärarzneimittel, Teil II: Grundlegende Anforderungen für Wirkstoffe zur Verwendung als Ausgangsstoffe, www.bundesgesundheitsministerium.de, Rubriken: Service – Gesetze und Verordnungen – Bekanntmachungen – EG-GMP Leitfaden. Lesedatum: 29.09.2017.
19. EDQM – Europäisches Direktorat für Arzneimittelqualität und Gesundheitsdienst, Standard Terms, https://standardterms.edqm.eu. Lesedatum: 29.09.2017.
20. Bortoli, A., Zambon Group S.p.A., Lonigo-Vicenza, Italien, persönliche Mitteilung, 15.05.2001.
21. Parzinger, R., Heinrich Klenk GmbH, Schwebheim, persönliche Mitteilungen vom 13.10.2004 und 07.01.2013.
22. Brand, N., Maros Arznei GmbH, persönliche Mitteilungen vom 21.10.2004 und 11.01.2013.

23. Bartschat, D., Kyowa Hakko Europe GmbH, Düsseldorf, persönliche Mitteilung vom 02.04.2001.
24. Dinnyés, I., Egis Pharmaceuticals Ltd., Budapest, Ungarn, persönliche Mitteilung vom 23.04.2001.
25. Sauta, P., Bioindustria L.I.M. S.p.A., Novi Ligure, Italien, persönliche Mitteilung vom 14.05.2001.
26. Naderer, R., Biochemie GmbH, Kundl, Österreich, persönliche Mitteilung vom 27.03.2001.
27. Fapanni, S., ACS DOBFAR S.p.A., Tribiano, Italien, persönliche Mitteilung vom 14.03.2001.
28. Wagner, B., Finzelberg GmbH, Andernach, persönliche Mitteilung vom 06.03.2013.
29. Gaedcke, F., Wagner, B., Finzelberg GmbH, persönliche Mitteilungen vom 21.03.2005 und 08.03.2013.
30. Gläßel, W., Knoll GmbH, Ludwigshafen, persönliche Mitteilung vom 04.05.2001.
31. Bonfichi, R., SICOR S.p.A., Rho (Mailand), Italien, persönliche Mitteilung vom 07.05.2005.
32. Bounds, C., Tasmanian Alkaloids Pty. Ltd., Westbury, Australien, persönliche Mitteilung vom 21.05.2001.
33. Farner, J., EPROVA AG, Schaffhausen, Schweiz, persönliche Mitteilung vom 05.06.2001.
34. Berger, C., Givaudan-Lavirotte, Lyon, Frankreich, persönliche Mitteilung vom 06.04.2001.
35. Lotto, F., Fabbrica Italiana Sintetici, Vicenca, Italien, persönliche Mitteilung vom 11.04.2001.
36. Magni, G., Farchemia S.R.L., Treviglio, Italien, persönliche Mitteilung vom 21.03.2001.
37. Schulze, V., Bayer AG, Wuppertal, persönliche Mitteilung vom 22.03.2001.
38. Isotalo, R., LEIRAS OY, Turku, Finnland, persönliche Mitteilung vom 12.04.2001.
39. Smith, W.H., Macfarlan Smith Ltd., Edinburgh, Großbritannien, persönliche Mitteilung vom 16.03.2001.
40. Forde, S.K., Weifa AS, Oslo, Norwegen, persönliche Mitteilung vom 20.04.2001.
41. Emborg, K., Pharmacosmos AS, Viby, Dänemark, persönliche Mitteilung vom 23.05.2001.
42. McArdle, G., Rhodia Eco Services, Chesterfield, Großbritannien, persönliche Mitteilung vom 27.04.2001.
43. Bremus, J., Kraemar & Martin Pharma GmbH, Krefeld, persönliche Mitteilung vom 30.03.2001.
44. Framondino, M., Biochemie S.p.A., Rovereto, Italien, persönliche Mitteilung vom 13.04.2001.
45. van Dalen, M., AKZO NOBEL Diosynth, Oss, Niederlande, persönliche Mitteilung vom 22.03.2001.
46. Holsboer, D.H., Katwijk Chemie BV, Katwijk, Niederlande, persönliche Mitteilung vom 13.03.2001.
47. Nayak, V.G., Cipla Ltd., Mumbai, Indien, persönliche Mitteilung vom 14.03.2001.
48. Bendix, D., Boehringer Ingelheim Pharma KG, Ingelheim, persönliche Mitteilung vom 24.04.2001.
49. Pap, S., Gedeon Richter Ltd., Budapest, Ungarn, persönliche Mitteilung vom 27.03.2001.
50. Domenech, J., URQUIMA S.A., Sant Fost de Campsentelles, Spanien, persönliche Mitteilung vom 27.04.2001.
51. Leblanc, H., Rhodia Organique, Vénissieux, Frankreich, persönliche Mitteilung vom 18.04.2001.
52. Taylor, M., BASF plc., Nottingham, Großbritannien, persönliche Mitteilung vom 20.03.2001.
53. Paulo, L., Hovione FarmaCiencia SA, Loures, Portugal, persönliche Mitteilung vom 02.04.2001.
54. Dingiloglu, N., DEPA, Kocaeli, Türkei, persönliche Mitteilung vom 14.03.2001.
55. Markut, H., Fresenius Kabi Austria GmbH, Linz, Österreich, persönliche Mitteilung vom 02.05.2001.
56. Ludäscher, C. Heinrich Mack Nachf. GmbH, Karlsruhe, persönliche Mitteilung vom 10.04.2001.
57. ABDA – Bundesvereinigung Deutscher Apothekerverbände (Hrsg.), Deutscher Arzneimittel-Codex/Neues Rezeptur-Formularium, Stand: Ergänzung 2017/2, Govi (Imprint) in der Avoxa – Mediengruppe Deutscher Apotheker GmbH, Eschborn/Deutscher Apotheker Verlag, Stuttgart.
58. Tomasch, J., Biotika a.s., Slovenskà L'upča, Slowakei, persönliche Mitteilung vom 16.03.2001.
59. Egeli, E., Alpharma AS, Oslo, Norwegen, persönliche Mitteilung vom 26.03.2001.
60. Georg, J., Sanofi-synthelabo Chinion, Budapest, Ungarn, persönliche Mitteilung vom 25.04.2001.
61. Armengol, M., interquim s.a., Sant Cugat Del Vallès, Spanien, persönliche Mitteilung vom 21.03.2001.
62. Lombardi, F., ERREGIERRE S.p.A., San Paolo D'Argon, Italien, persönliche Mitteilung vom 21.06.2001.
63. Scheffel, W., CILAG AG, Schaffhausen, Schweiz, persönliche Mitteilung vom 18.04.2001.
64. Bartschat, M., Caesar & Loretz GmbH, Hilden, persönliche Mitteilungen vom 06.02.2013 und 26.06.2017.
65. Hilsdorf, E., Zhong, W., HerbaSinica Hilsdorf GmbH, Rednitzhembach, persönliche Mitteilungen vom 11.01.2013 und 10.05.2017.
66. Mehler-Pfletscher, B., Sinophytomed GmbH, Waldsassen, persönliche Mitteilungen vom 18.02.2013 und 18.05.2017.
67. DAC/NRF-Redaktion, Tabellen für die Rezeptur, 10. Auflage, Govi (Imprint) in der Avoxa – Mediengruppe Deutscher Apotheker GmbH, Eschborn 2018
68. Firmeninformationen sowie persönliche Mitteilungen vom Mai 2013 und November 2017.
69. Fairbairn, J. W., Liebmann, J. A., Rowan, M. G., The stability of cannabis and its preparations on storage, J. Pharm. Pharmacol. 28 (1976) 1–7.
70. Paulsen, Th., Henry Lamotte Services GmbH, Bremen, persönliche Mitteilung vom 28.07.2017.
71. Steup, Chr., THC Pharm GmbH, Frankfurt am Main, persönliche Mitteilungen vom 30.10. und 01.11.2017.

9 Anhang

Jahr ___________

Dokumentation Lagerung der Ausgangsstoffe

Kontrolle der Lagerungsbedingungen

Lagerort: ....

Häufigkeit der Kontrolle: ☐ monatlich | ☐ ....

Datum	Temperatur [°C]	Relative Luft-feuchtigkeit [%]	Sauberkeit	Ordnung	Namens-zeichen

Jahr ____________

Dokumentation Lagerung der Ausgangsstoffe

Kontrolle der Lagerungsbedingungen

Lagerort: ....

Häufigkeit der Kontrolle: ☐ monatlich | ☐ ....

Datum	Temperatur [°C]	Relative Luft-feuchtigkeit [%]	Sauberkeit	Ordnung	Namens-zeichen

Jahr ____________

Dokumentation Lagerung der Ausgangsstoffe

Kontrolle der Lagerungsbedingungen

Lagerort: ....

Häufigkeit der Kontrolle: ☐ **monatlich** | ☐ ....

Datum	Temperatur [°C]	Relative Luft-feuchtigkeit [%]	Sauberkeit	Ordnung	Namens-zeichen

Jahr ___________

Dokumentation Lagerung der Ausgangsstoffe

Kontrolle der Lagerungsbedingungen

Lagerort: ……………………………………………………………………………

Häufigkeit der Kontrolle: ☐ monatlich | ☐ ……………………………

Datum	Temperatur [°C]	Relative Luft-feuchtigkeit [%]	Sauberkeit	Ordnung	Namens-zeichen

Jahr ____________

Dokumentation Überprüfung der Lagerbestände

Datum	Verwendbar-keitsfristen kontrolliert	Sensorische Prüfungen durchgeführt	Sauberkeit	Namens-zeichen
	Ja ☐ Nein ☐	Ja ☐ Nein ☐		

Stoffe mit überschrittenem Verfalldatum

Nach sensorischer Prüfung beanstandete Stoffe

Eingeleitete Maßnahmen

Jahr ___________

Dokumentation Überprüfung der Lagerbestände

Datum	Verwendbar-keitsfristen kontrolliert	Sensorische Prüfungen durchgeführt	Sauberkeit	Namens-zeichen
	Ja ☐ Nein ☐	Ja ☐ Nein ☐		

Stoffe mit überschrittenem Verfalldatum

Nach sensorischer Prüfung beanstandete Stoffe

Eingeleitete Maßnahmen

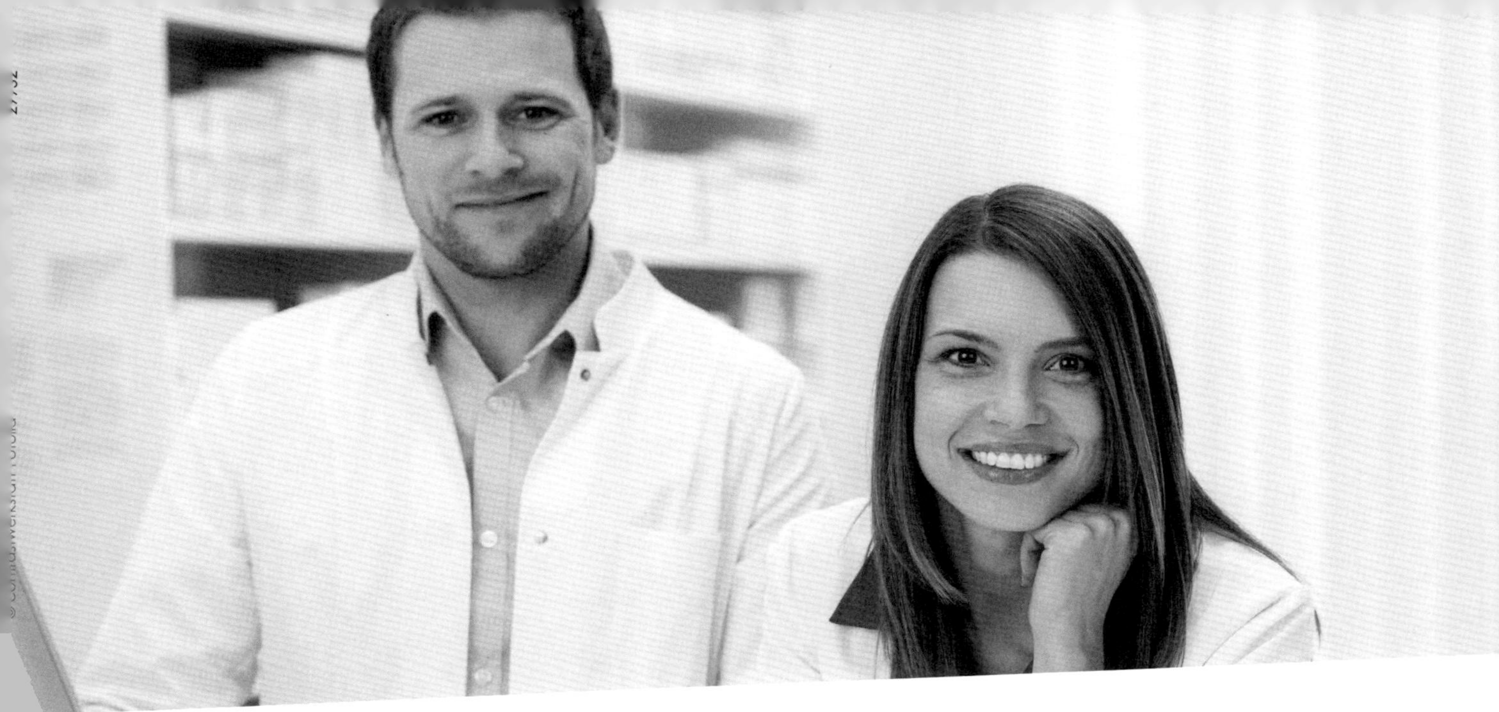

govi.de – der Buchshop für Pharmazeuten

govi.de liefert die Literatur, die Sie für Ihren Beruf brauchen.
Und alles was Sie privat gerne lesen.

- Fachbücher
- Software
- Fachzeitschriften
- Patientenratgeber
- aktuelle Bestseller
- Unterhaltungsliteratur

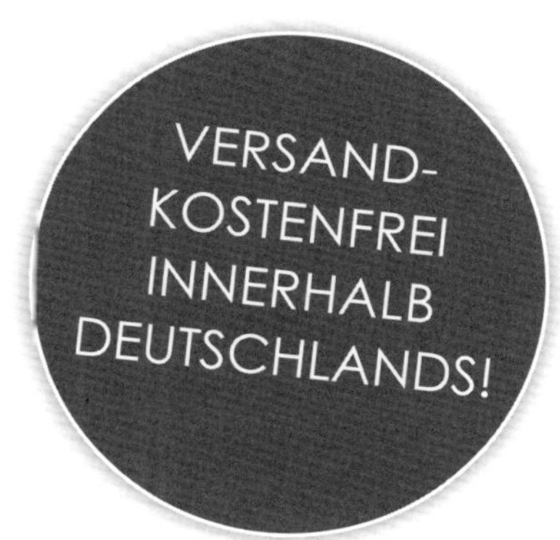

Gerne beraten wir Sie persönlich unter Telefon +49 6196 928-250!

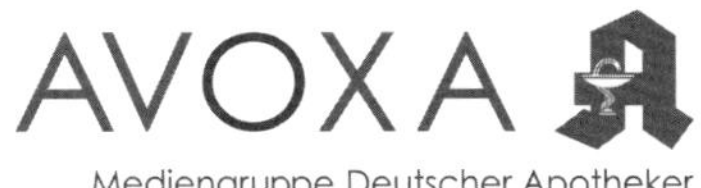

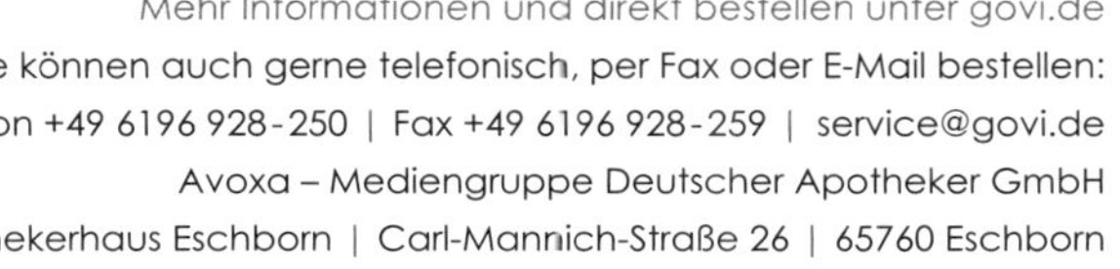